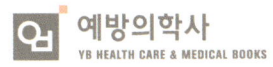

임산부 및 필라테스 강사를 위한

토닝볼 필라테스 교과서
Toning Ball PILATES

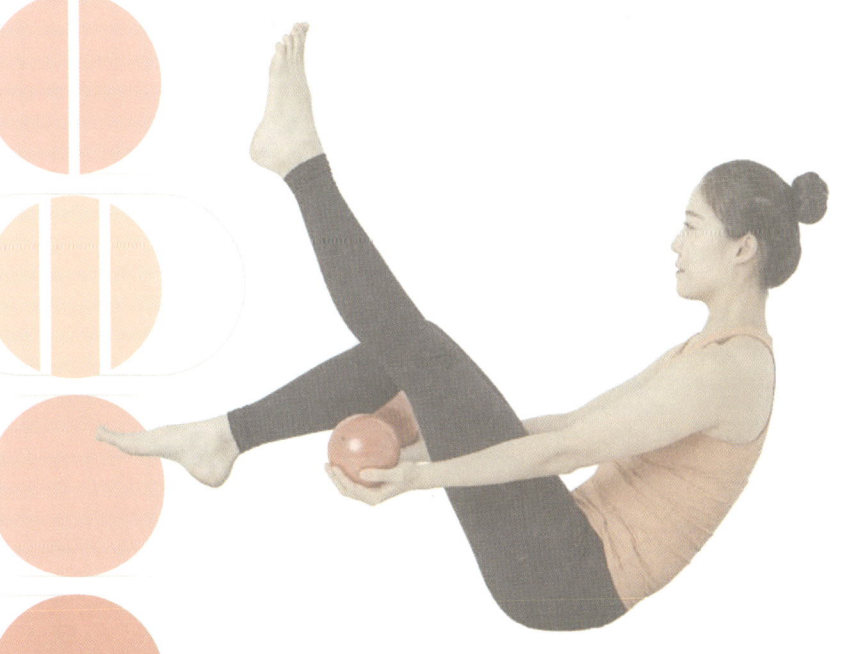

대표저자 이국화

임산부 및 필라테스 강사를 위한
PILATES
교과서 토닝볼
Toning Ball

초판 1쇄 발행 2020년 2월 3일
초판 1쇄 인쇄 2020년 2월 3일

저　자 이국화, 백형진, 양지혜, 손진솔, 현지원, 김도균, 박연아, 이지윤, 김종선, 조홍래,
　　　　 김현경, 정지선, 오수지, 고원종, 이은비
편　집 백형진, 백은영
감　수 김보성

발행처 예방의학사
문의처 010-4439-3169
이메일 prehabex@naver.com

인쇄 · 편집 금강기획인쇄(02-2266-6750)

ISBN 979-11-89807-20-7
가　격 15,000 원

※ 저자와의 협의에 의해 인지를 생략합니다.
※ 이 책은 저작권법에 의해 보호를 받는 저작물이므로 동영상 제작 및 무단전제와 복제를 금합니다.
※ 잘못된 책은 구입하신 서점에서 교환해 드립니다.

저자

이국화
現 팀 바디메카닉
現 비엠필라테스 목동점 강사
건국대학교 생활체육학과 졸업
Modern Pilates unit 1,2,3
바디메테닉 육성과정 7기 이수
맘스 바디캐어 임산부운동재활전문가 PERS 이수
한국인재교육원 재활트레이너(RTS Lv1) 이수
한국인재교육원 Neuman's kinesiology course 이수
응급처치법 강사, 수상안전요원 강사
생활체육지도자3급(보디빌딩,수영)
프리햅 예방운동전문가
컨디셔닝 케어 스페셜리스트(CRS)

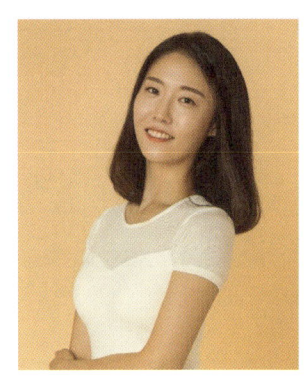

공동저자

백형진
現 대한예방운동협회 협회장
現 국민대, 한양대, KBS 스포츠예술과학원 교수
프리햅 운동 대표 역자 외 이외다수 공저, 공역

양지혜
現 국민대 스포츠문화산업 헬스케어 외래교수
現 국제재활코어필라테스협회 교육이사.
밴드 필라테스 교과서 대표저자 외 다수 공저

손진솔
現 국제재활코어필라테스 교육강사
現 코어필라테스 연구회 연구원
現 비엠필라테스 마포공덕점 강사

현지원
(주)BM 컨텐츠 마케터
바디메카닉 육성과정6기 수료
대한필라테스 Professional 지도자 자격증

김도균
現 올케어 필라테스&PT 대표
現 (주)휴먼워커스 닥터플렉스 교육 강사&메인 모델
중등 정교사 2급(체육)

박연아
現 팔머 메디스포츠 & 필라테스 강사
現 국제재활코어필라테스협회 교육강사
前 트레이닝 랩 필라테스 연구원

이지윤
現 대한필라테스재활학회 학회장
現 애니원 필라테스 이사
경희대학교 스포츠 의학

김종선
現 피트니스넘버원 대표
現 천안관공서 교육강사
한양대학교 체육학 전공

조홍래
現 (주)닥터케어컴퍼니(닥터필라테스) 대표
現 한양대학교 미래인재교육원 겸임교수
경희대학교 운동생리학 박사

김현경
경희대학교 무용학부
現 스포츠패나틱 콘텐츠 자문위원
現 비엠필라테스동백점 원장

정지선
現 미비핏밀리데스엔요기 대표
x-body ems 교육 마스터 트레이너
경희대학교 스포츠지도학

오수지
現 국제재활코어필라테스협회 교육강사
한양대학교 체육학 전공
'폼롤러 필라테스 교과서' 공동저자 외 다수 공저

고원종
現 비엠필라테스 마곡나루점 지점장
중앙대학교 생활레저 전공
대한농구협회 유소년 농구캠프 의무지원 트레이너

이은비
現 비엠필라테스 목동점 강사
Modern pilates international instructor
Prehab Exercise Specialist

Toning Ball

토닝볼 필라테스 교과서

조셉 필라테스는 2차 세계대전 때의 부상병과 전문 무용수들을 캐어하기 위해 자신의 이름을 따 필라테스라는 운동을 고안하였다. 필라테스는 코어를 중심으로한 운동으로 재활운동에 기초가 있으며, 오랜좌식생활로 인해 체형이 틀어지거나 잘못된 습관으로 생겨난 통증 등 운동이 부족한 현대인에게도 무리없이 적용가능하다.

일반적으로 필라테스 협회에서는 맨몸으로 하는 매트필라테스와 4가지의 필라테스 대표기구(캐딜락, 리포머, 바렐, 체어)를 이용한 기구필라테스 과정까지만 진행 되는 곳이 대부분이다. 하지만 현장에서는 매트와 기구만으로는 프로그램의 다양화와 단계적인 난이도 조절에 문제가 있다. 이러한 문제를 해소하기 위해서 많은 필라테스 지도자들이 주말에 시간을 내어 교육과 워크샵, 세미나 등을 듣거나 근무시간 틈틈이 필라테스 영상을 찾아보게 된다.

적절한 소도구의 활용은 프로그램의 연결성과 단계적인 난이도 조절을 할 수 있으며, 회원 개개인에 맞는 질 좋은 수업을 만들어 줄 수 있다.

필라테스는 속근육을 발달시키는 것을 목적으로 하며, 동작의 강도를 더 늘리고 싶을 때 여러가지 소도구 중 "웨이트 볼"이라고도 불리는 "토닝볼"을 사용할 수 있다. "토닝볼"은 한손에 잡을 수 있는 크기로 무게가 있는 공이다. 말랑한 소재로 아령보다 그립감이 좋고, 떨어뜨리거나 부딪혀도 부상의 위험이 적으며, 좁은 공간에서도 활용할 수 있는 소도구다.

토닝볼을 활용하게 될 경우, 무게로 인해 맨손일 때 보다 신체에 대한 인지가 향상되고, 중력을 쉽게 느낄수 있게 되어 전신의 움직임에 빠르게 집중할 수 있게 된다. 이는 코어의 활성화를 더욱더 높이고, 전신의 협응으로 이어져 상·하지의 근육을 기르는 데에 도움이 될 것이다.

단순히 동작의 다양성을 위해서가 아닌 단계별 프로그램을 위해 소도구의 활용은 필수적이며, 소도구의 특성을 고려하여 기존에 알고있는 동작, 미처 생각하지 못한 동작들을 이 책에 담으려 한다.

2019년 12월 1일
대표저자 이 국 화

Contents

서문

1. 필라테스 토닝볼

2. 토닝볼의 장점 및 효과

3. 토닝볼 사용 방법

4. 필라테스 8대 원리

5. 임산부를 위한 산후 토닝볼 필라테스
   - 출산 후 필라테스의 장점
   - 출산 후 산욕기란 무엇인가?
   - 출산 후 운동시 주의사항 및 운동요법 원칙
   - 출산 후 식이요법 원칙
   - 임산부를 위한 토닝볼 운동 프로그램

6. 웜업과 스트레칭 적용 가이드

7. 토닝볼 필라테스 자세종류포지션별 토닝볼 운동법
   1) Sitting
   2) Supine
   3) Sidelying
   4) Prone
   5) Kneeling(4point, 2pint)
   6) Standing

8. 다른 소도구와 응용 방법.

부록

필라테스 토닝볼 (Toning Ball)

왜(Why) 필라테스에서 토닝볼을 사용할까요?
필라테스의 수 많은 소도구 중에서도 덤벨을 대신해 중량운동으로 활용 되며 많은 사랑을 받는 것이 토닝볼인데 유연하고 탄력적인 소재의 중량볼로써 근육단련을 위해 누구나 사용가능한 소도구이다. 보통 0.5kg~2kg 내외의 무게로 한 손에 잡을 수 있는 크기이며, 웨이트 트레이닝의 덤벨 운동을 필라테스 에서는 토닝볼로도 할 수 있다.
덤벨과 다르게 손, 발, 무릎 등 잡는 위치가 다양해 자세와 상관없이 다양한 각도에서 많은 동작과 자극을 섬세하게 느낄 수 있다. 그립 감도 면적이 넓어 손끝부터 어깨, 넘어서 등까지 힘을 적극적으로 사용하기 유용하며, 소재의 특성으로 운동 중에 실수로 떨어뜨려도 부상의 위험이 매우 낮고, 악력 운동에도 도움이 되기때문에 산전,산후 임산부나 노약자를 트레이닝 하기에도 무리가 없다.
마사지 볼처럼 둥근 형태이기 때문에 바닥에 토닝볼을 두고 마사지를 원하는 부위 쪽으로 누워 압박해주면 마사지 효과도 볼 수 있으며, 토닝볼 안에 있는 소재는 소리가 들리기 때문에 청각을 통해서도 인지가 용이 하다. 또한 토닝볼의 위치가 변함에 따라 순간 적으로 더 많은 파워를 내야 하며, 플라이오 메트릭의 효과를 볼 수 있다. 마지막으로 부피가 작기 때문에 손쉽게 휴대 또한 가능하다는 장점이 있다.

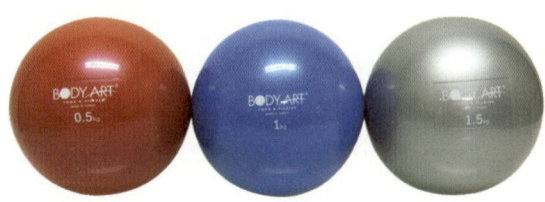

토닝볼의 장점 및 효과

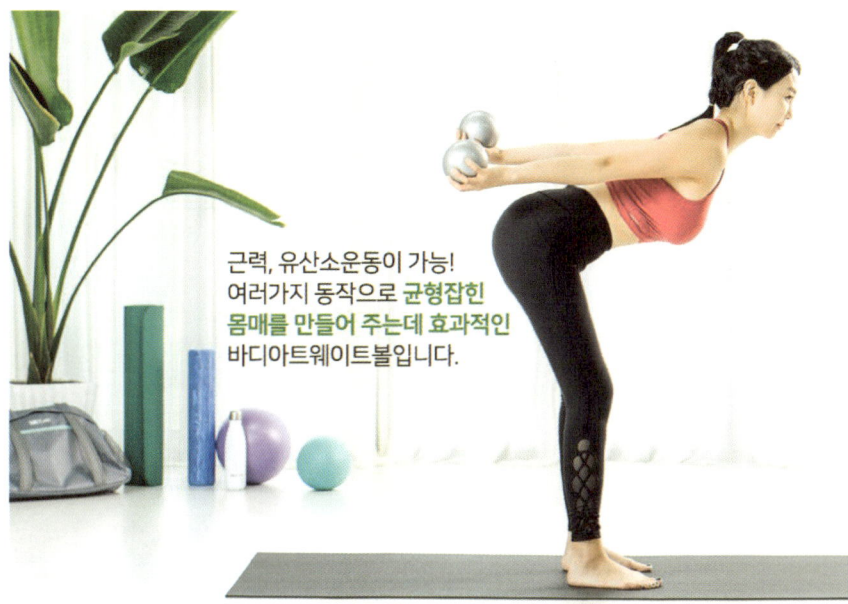

근력, 유산소운동이 가능!
여러가지 동작으로 **균형잡힌 몸매를 만들어** 주는데 효과적인 바디아트웨이트볼입니다.

- 중량에 따라 볼을 선택하여 운동 가능 하다.
- 탄성력과 소프트한 재질이다.
- 관절에 큰 무리를 주지 않고 운동 가능 하다.
- 한 손 사이즈의 간편한 휴대성이 뛰어나다.
- 여러 운동 동작을 하더라도 악력에 용의 하다.
- 근력운동, 마사지, 유산소운동에 사용가능 하다.
- 떨어뜨렸을 때 부상의 위험이 매우 적다.
- 자세, 위치와 상관없이 다양한 각도에서 운동 가능 하다.
- 플라이오 메트릭 운동과 유사한 트레이닝 가능 하다.
- 임산부 출산 후 운동에 적합한 소도구이다.

토닝볼 사용 방법

무게 중심

선천적으로 완벽하지는 않지만 인체는 대칭되게 태어났다. 대칭된 인체를 앞에서 뒤로, 오른쪽에서 왼쪽으로, 위에서 아래로 선을 그었을 때 교차되는 지점이 몸의 무게 중심이며, 위치와 자세에 따라 무게 중심이 달라지게 된다. 대칭적인 무게 중심은 근육, 관절에 대한 스트레스를 줄이며 부상없이 효과적인 퍼포먼스를 제공한다. 또한 물체를 잡거나 기대는 등 외부의 힘에 반하여 무게 중심을 지속적으로 유지하는 힘이 좋을 수록 좋은 신체능력 이라고 할 수 있다.

힘의 모멘트 암(거리와 힘의 크기)

모멘트암(moment arm)이란, 작용점과 힘점 사이의 거리를 말하며, 힘 작용점과 힘의 거리에 따라 저항의 세기가 작아지거나 줄어드는 것을 말한다. 쉽게 장바구니를 비교해서 말하면, 같은 무게의 장바구니를 옆으로 나란히 한 상태에서 들을 경우 차렷 상태의 자세보다 훨씬 더 무겁게 느껴진다.

▶토닝볼은 이러한 무게 중심과 모멘트암을 이용하여 운동의 강도를 조절할 수 있다. 매트 필라테스에서 바른 무게중심을 유지한체 토닝볼을 몸에서 멀어지게 할 경우 동작을 유지 하기위해 더 큰 힘이 필요하게 된다. 또한 지렛대의 원리로 무게를 이용하여 유지하기 어려운 동작을 유지할 수 있도록 도와주기도 한다.

- 토닝볼의 무게 바꾸어 중량으로 강도를 조절 할 수 있다.
- 몸에서 멀어질수록 무게가 증가, 가까울 수록 가벼워 진다는 느낌이 든다.
- 시소처럼 토닝볼을 이용하여 밸런스를 높일 수도 낮출수도 있다.
- 빠르게 움직이거나 느리게 움직이기 등 속도를 이용하여 난이도 조절 가능 하다.

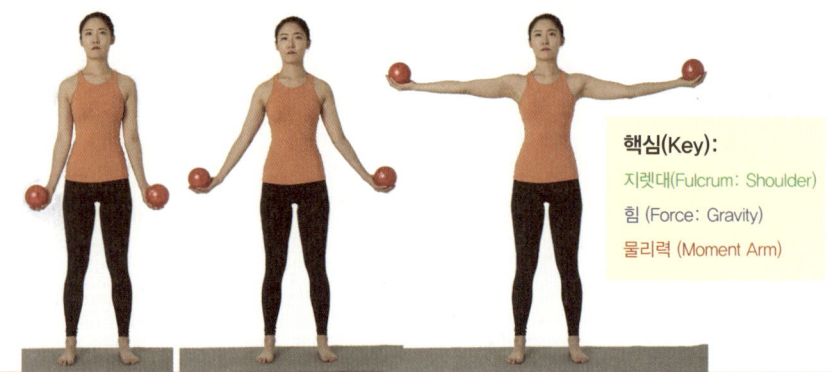

핵심(Key):
지렛대(Fulcrum: Shoulder)
힘 (Force: Gravity)
물리력 (Moment Arm)

필라테스 8가지 원리(Principle)의 이해

1. 집중 (Concentration)
토닝볼은 주로 손으로 잡는 동작들이 많이 있는데, 중심으로 시작하여 손끝까지 힘을 전달되고, 촉각을 통해 사지의 움직임에 집중할 수 있다. 손이 아니더라도 신체 어느 부위에 올려 두기만 해도 무게를 통한 신체의 위치와 움직임에 포인트로 집중할 수 있다.

2. 인지 (Awareness)
신체를 동작의 처음부터 끝까지 집중하여 동작의 모든 면을 조절해야 하며, 이러한 조절은 인지를 통해 나오게 된다. 토닝볼을 통하여 쉽게 인지하기 어려운 작은 동작에 감각을 더해주고, 인지가 잘되는 동작에 무게를 더하여 강화에 도움이 된다.

3. 호흡 (Breathing)
누운자세에서 토닝볼을 배위에 두거나 엎드린 자세에서 배아래 토닝볼을 두어 호흡의 능력을 깨우거나, 토닝볼을 들고 동작을 하여 파워 하우스를 활성화 시킬 수 있다.

4. 중심화 (Centering)
늑골하부에서 장골능 사이의 부위가 '코어(core)' 인데 조셉은 이를 '파워하우스' 라고 했는데, 코어는 모든 신체동작의 시작이며, 필라테스의 목적은 코어를 안정화 하는 것이다. 토닝볼의 무게를 사용하여 지면과 신체의 인지와 중심화 향상을 시킬 수 있다. 또는 코어를 유지한체 순간적인 힘을 내는 플라이오 메트릭의 효과도 볼 수 있다.

5. 정확성 (Precision)
토닝볼 필라테스를 하는 동안 각 동작은 '양' 보단 '질' 이 우선적으로 고려 되야 하며, 다른 소도구와 다르게 토닝볼은 방향에 대한 제약이 없어 필요하는 저항의 각도를 적절히 만들 수 있다.

6. 유동적 움직임 (Flowing Movement)
토닝볼은 한 손으로 잡을 수 있는 크기 이며, 동작을 할 때 움직임에 제약을 주지 않아 부드러운 움직임을 지속적으로 유지 할 수 있다. 또한 부드럽고 유동적인 움직임에서 힘있는 느낌을 더 추가 할 수 있다.

7. 신연 (Lengthening)
관절의 신연은 가동범위의 향상과 주변조직의 부하를 줄여주며, 코어와 더 멀리 거리를 두어 지렛대의 효과를 가져 온다. 보통 중력에 반하는 자세와 동작에서 한쪽 신연이 되는데, 토닝볼의 무게로 신연의 방향은 다각적으로 느낄 수 있다. 그리고 지렛대의 원리로 신연된 상태에서 토닝볼을 통해 코어에 더욱더 활성을 높여 줄 수 있다.

8. 협응성 (Coordination)
조셉은 '신체와 정신의 완벽한 균형이란 신체와 정신의 완벽한 협응' 이라고 했다.
협응이란 다수의 근육들이 연합하여 복잡한 목적 동작을 만드는 것이라고 하였고, 협응성을 통하여 동작의 유동성을 만들 수 있으며, 한 동작에서 다음동작으로 부드럽게 전환시킬 수 있다. 토닝볼은 어느 위치에 있든 가동범위의 제한 없이 난이도를 조절할 수 있어 동작의 협응성을 향상 시키기에 불편함이 없다.

임산부를 위한 산후 토닝볼 필라테스

출산 후 필라테스의 장점

산전 운동 기간은 임신 순간부터 출산일까지의 기간을 말하며, 산후 운동 시간은 출산 직후부터 1년 동안을 의미한다. 즉, 아이의 돌잔치까지로 생각하면 되고, 1년 후에는 일반적인 운동들을 하셔도 무방하다. 하지만 그전에는 임신과 출산으로 이완된 관절과 근육의 문제 및 아기의 성장을 위한 영양 불균형으로 인한 면역력 저하 등으로 많은 스트레스가 한꺼번에 오기때문에 몸상태가 그리 좋지 못하다. 그래서 산후 1년 동안 몸매의 회복 보다는 틀어진 체형을 바로 잡고, 건강을 회복하는 것이 중요하며, 1년 동안 적절한 식이조절과 운동을 통해 건강을 되찾는 것에 중점을 두어야 한다.

필라테스는 위에서 언급한 시기에 적절한 운동이며, 출산으로 어긋난 관절의 정렬을 바르게 잡아준다. 호르몬의 영향으로 산후 100일에 걸쳐 이완되어 있는 관절이 제자리로 돌아오는 시기이며, 3~4개월에 걸쳐 관절이 제자리를 잡고 굳어지는 시기이기 때문에 출산 직후의 필라테스는 "기회의 창"이 될 수 있다. 특히 이 기간 동안 관절에서 소리가 나는 경우가 많이 있지만 통증이 없다면 자연스럽게 줄어들면서 사라지는 증상이니 너무 신경 쓰지 않아도 된다.

출산 후, 2~3일이 지나면 모유 생성이 되며 초유가 나와 모유수유 기간을 가지게 되는데 모유를 수유 하는 것 또한 아이의 건강에도 도움이 되고, 산모의 다이어트에도 효과적이다. 산후 약 3주 동안은 산후풍 예방을 위해 차가운 음료나 얼음 등은 주의해서 통풍과 풍치를 조심해야 한다.

산후 운동의 목적은 임신 전에 몸 상태로 돌아가기 위함이며, 산후 필라테스의 기대 효과는 산후 긴장과 피로회복, 골반주변 근육 및 장기의 기능 정상화, 요실금 예방, 체중 감소 및 체형교정, 면역력 강화, 산후 우울증 및 스트레스 완화, 부종, 다리 경련, 요통과 같은 통증을 완화 하고, 소화 불량이나, 변비를 개선해 주며, 출산 후 회복을 촉진해주고, 복부 근력을 강화 시켜 주며, 근력과 유연성을 강화 해주는 효과를 얻을 수 있다.

출산 후 산욕기란 무엇인가?

산후 다이어트 시기인 산욕기는 출산 후 6주 이내의 기간으로 임신으로 변화를 일으킨 산모의 생리 및 해부학적 변화가 분만 후부터 임신 전의 상태로 돌아오는 데 걸리는 기간을 말한다. 출산 직후에는 5kg 감량, 출산 후부터 2주까지는 2kg 정도 더 빠져서 모두 약 7~8kg 감량되는 것이 정상이며, 산후 비만의 70%는 바로 이 시기에 발생 하므로 이때 관리를 잘 해야한다는 것을 유의 해야 할 것이다.

출산 후 꼭 다이어트가 필요한 경우는 출산 2주 후의 체중이 임신 직전 체중이 7kg 이상인 경우나 출산 6개월 후에도 체중이 임신 전보다 3kg 이상 늘어난 산모의 경우에는 다이어트가 필요하다. 또한 모유 수유를 위해 무조건 많이 먹어야 한다는 생각은 금물이며, 일정기간 복대를 착용하는 것도 일부 도움이 되지만 임신과 출산으로 늘어나고 약해진 복부 근육의 정상 기능 회복을위해 운동이 매우 필요하다.

대부분 근육으로 이루어진 자궁은 분만 후에 수축을 일으키게 되는데, 분만 직후에 배꼽의 직하방에서 만져 졌던 자궁이 분만 2주 후에는 골반 내로 내려가고, 분만 4주 후 에는 임신 전의 크기로 줄어 든다. 분만 후에 자궁은 근육뿐 아니라, 자궁 안과 밖의 혈관의 크기와 수도 줄어들고, 임신 중에 변화를 일으킨 자궁내막과 태반이 부착 하였던 자궁내막은 떨어져 나가고 새로운 자궁내막이 재생하여 복구가 일어나는데, 완전 복구에 6주가 소요된다.

탈락된 자궁내막은 산후 질의 분비물(오로)로 밖으로 배출 되며, 오로의 색깔은 분만 1~2일 후 에는 혈액으로 인하여 붉은색, 3~4일 후에는 분홍색, 10일 후에는 백색 내지, 황백색으로 나타난다. 이와 같은 산후 자궁의 정상적인 변화를 의학적으로 "자궁의 퇴축"이라고 하며, 그렇지 못한 경우를 "불완전 퇴축"이라고 한다.

위의 과정을 위해 분반 후 경산분에서 자궁이 강직성으로 수축하는 산후통이 발생하며, 가끔 통증이 심하여 진통제가 필요할 수 있다. 특히 수유 시에 옥시토신이라는 호르몬이 분비되어 통증이 더 심해 질 수 있으며, 대개 분만 3일 후에는 소실된다.

만약 오로가 지속적으로 보이거나, 불규칙한 자궁출혈 또는 과다한 자궁출혈증상으로 나타날 경우, 태반 일부가 남아 있거나, 자궁 및 골반에 염증이 있는 등 불완전 퇴축 상태가 될 수 있다.

이러한 불완전 퇴축상태는 산욕기 1~2주 후에 출혈로 자궁 안에 남아 있던 태반 조직이 용종을 형성하였다가 딱지가 떨어지면서 다량의 자궁출혈이 나타나는 경우를 후기 산후 출혈이라고 하며, 분만 후 2~5일 사이에 이뇨작용으로 다량의 소변을 보게 된다. 불완전 퇴축 현상은 특히 임신중독증 산모에서 더 심하게 발생할 수 있다.

 분만 후 3~6개월 후에 3~26%의 산모에서 요실금이 발생하는데, 제왕절개술 보단 난산이였거나, 태아의 머리가 큰 경우 등의 질식분만과 척추 마취를 했던 산모에게서 많이 볼 수 있는데, 산후의 방광은 용량의 증가에도 방광의 압력을 잘 느끼지 못하거나 배뇨를 못 하여

Toning Ball

과대 확장되어 있거나 배뇨 후에도 잔뇨를 많이 가지게 된다.
요실금은 수술요법과 약물요법, 운동요법이 있는데 이중에서 가장 부작용이 적은 것은 운동요법이다. 요실금 이외에도 복부 근육이 이완되거나, 복직근이 벌어지는 이개 현상이 있을경운 운동으로 많은 도움을 줄 수 있으며, 임신중에 발생되는 불면증이 산후 2개월까지 계속될 경우에도 운동요법을 통해 해소하는데 도움이 될 수 있다. 여러가지 문제 중 특히 요실금은 운동중에 산모들에게 충분한 사전지식과 안내로 개선될 수 있도록 도와주어야 한다.
출산 후 첫 번째 운동은 가능한 한 조기 보행이며, 초기에는 어지러움증과 실신의 위험이 있기 때문에 보호자의 동반을 요하며 이러한 조기 보행은 방광기능의 향상과 산후 변비를 개선해 주며, 산욕기의 정맥 혈전증과 폐색전증을 줄여 준다.
복부의 이완 문제를 관리할 때에는 실제 복대착용은 큰 도움은 되지 않기 때문에 복부 회복을 위해서는 복부 운동을 병행해 주어야하며, 자연분만에 경우 어느 때라도 운동이 가능하지만, 제왕절개 수술의 경우 복부 통증이 소실된 후에 시작하는 것이 권장된다.

출산 후 운동시 주의 사항 및 운동요법 원칙

출산 후 2주 동안은 안정기여서 앉아서 손을 쭉 뻗는 정도의 가벼운 스트레칭을 하면서 부기 해소에 신경써야한다. 산후 3~4주에는 누워서 다리를 가볍게 털거나 다리를 쭉 편 상태에서 상체를 숙여 발목을 잡는 정도의 하체 단련 스트레칭을 해주시는 것이 좋다.

산후 5~6주는 검진을 받고 간단한 복부 운동을 통해 출산으로 늘어진 뱃살에 서서히 탄력을 주는 운동을 하는 것이 좋고, 누운 상태에서 다리를 들어 올리거나 무리하지 않는 정도로 윗몸일으키기를 하는 것이 좋다. 다만 복압 상승을 유발하지 않도록 주의해야 하며, 운동 전 복직근 이개 여부를 확인 해야 한다. 또한 운동은 한번에 30분을 넘지 않도록 하여 무리한 운동을 하시지 않도록 해야 하고, 만약 운동 중 출혈이 있거나 현기증이 나타나면 운동 중단 후 휴식과 검진이 필요하다.

산후 3개월 이후에는 유산소 운동을 병행해도 되며, 이때 역시 몸에 무리가 많이 가지 않는 빨리 걷기, 조깅 정도의 유산소 운동이 적당하다.

이외에도 운동은 자연분만이나, 제왕절개나 회음부 절개 등에 상황과 개인의 상태에 따라 운동 시작 일이 달라 질 수 있기 때문에 꼭 산부인과 전문의와 상담 후 실시 하도록 한다.

Toning Ball

출산 후 식이요법 원칙

무조건 굶어서 빼는 방법은 요요현상을 일으킬 뿐만 아니라 몸의 회복을 늦춘다. 재료나 조리법을 바꾸면 저열량, 고단백 으로 바꿀수 있는데, 열량을 최대한 줄이고 설탕대신 단맛을 내는 양파를 이용하거나 볶거나 튀기는 대신 굽거나 삶는 등의 조리법을 선택하는것도 도움이 된다. 특히 출산 직후에는 위장이 약해져 있고 부기가 있을 수 있으므로 몸에 맞는 식이를 지키는 것이 무엇보다 중요하다. 차가운 음식은 몸속을 냉하게 하여 혈액 순환과 소화능력이 떨어지므로 되도록 따뜻한 음식을 섭취하고 물도 미지근하게 해서 마시는것이 좋다. 식사 전 오이, 양상추, 토마토 등 신선한 채소를 섭취하는 것이 좋으며, 먹으면 포만감이 생기면 저절로 식사량이 줄어든다. 반찬은 밥보다 더 자극적이고 열량이 높기 때문에 반찬의 양을 반으로 줄여야 하며, 식습관 일지를 만들어 그날 먹은 음식과 시간, 생활 습관, 운동 등을 메모하는 것이 좋다. 또한 하루 세끼 먹을 밥과 간식의 양을 5회로 나눠 조금씩 섭취하는 습관을 기르면 다이어트에 도움이 되며, 필요 시 영양사와 다이어트 컨설턴트와 같은 전문가와 상담하는 것 또한 도움이 될 수 있다.

- 재료나 조리법을 바꿔 열량을 최대한 줄이기 (굽기나 삶는 조리법 택하기)
- 차가운 음식은 멀리하기 (찬 음식은 몸속의 혈액순환과 소화능력을 떨어트린다)
- 식사 전 신선한 채소를 섭취하기 (오이, 양상추 토마토 등을 섭취하면 포만감이 크다)
- 반찬은 반으로 줄인다 (반찬은 밥보다 더 자극적이고 열량이 높기 때문이다)
- 조금씩 자주 섭취한다 (잦은 폭식과 과식은 비만의 지름길이다)

출산 후 임산부를 위한 프로그램 (거북목, 라운드 숄더 개선)

임신을 하게되면 산모는 심리적, 신체적 많은 변화를 경험하게 된다. 체중이 증가하고 체형이 변화되면서 많은 통증을 호소하게 되는데, 특히 골반과 서혜부, 허리 뿐만 아니라 겨드랑이 및 무릎, 발목의 통증 등이 있다. 여러가지 이유로 산모의 체형은 거북목과 라운드숄더가 심해지고, 골반 불균형이 심해져 산후에도 이러한 문제로 스트레스를 받게 된다. 아래 프로그램을 통해 거북목, 라운드숄더의 개선과 통증 감소에 도움을 준다.

	PAGE	EXERCISE
	74	프로트렉션&리트렉션 (Protraction&Retraction)
	75	흉추 로테이션 (thoracic rotation)
	78	스파인 로테이션 (Spine rotation) v1.
	81	숄더 익스터널 로테이션 (Shoulder external rotation)
	91	체스트업(Chest up)
	93	스완(Swan)
	94	스완 아이-쉐입(Swan I-shape)
	95	"Y" 레이즈("Y" raise) v1. & v2

출산 직후 회음부 통증을 호소하는 경우가 많기 때문에 앉아서 운동하는것은 피해야 한다. (회음부 방석 필수)

Toning Ball

출산 후 임산부를 위한 프로그램 (요통 개선)

출산 직후 회음부 손상과 아직 골반이 벌어진 상태에 회복이 덜 되었기 때문에 바로 골반 교정운동을 수행하기 어렵지만 대퇴부 전면 근육을 늘려주어 골반의 전방경사를 개선해주고, 흉추와 측면 굴곡 능력 기능 회복 운동을 해주면 효과적으로 요통 및 체형을 개선 해 줄 수 있다.

	PAGE	EXERCISE
	133	롤다운 앤 롤업 (Roll down and roll up)
	131	사이드 스트레치 (Side stretch)
	105	닐링 스윙 (Kneeling swimming) v1.
	106	숄더 프로트렉션 리트렉션 v2. (Shoulder Protraction & Retraction)
	104	따이 스트레치 위드 암 오픈 v2. (Thigh stretch with arms open)
	107	브리딩 (Breathing)
	148	사이드 밴드 온더 엣지 (Side Bend on the Edge)
	150	사이드 밴딩 앤 스트레칭 온 더 엣지 (Side Bending and Stretch on the Edge)

출산 후 임산부를 위한 프로그램 (요통 및 골반 교정)

출산 후 벌어졌던 골반교정 및 요통 개선이 중요 하다. 출산시 회음부 절개는 필수는 아니지만 회음부 손상이 회복 된 이후 부터 앉아서 할 수 있는 동작을 실시 하는 것이 좋으며 부종으로 인한 고유수용성 감각 저하를 개선하기 위해 토닝볼을 활용해 척추를 늘려주고, 골반 불균형을 교정해 줄 수 있는 운동 프로그램을 해주는 것이 좋다. (회음부 방석 활용)

	PAGE	EXERCISE
	24	브리딩 (Breathing)
	25	싱글 레그 스트레칭 (Single Leg Stretch)
	26	씨티드 롤 다운 엔 롤업 (Seated Roll Down & Roll Up)
	30	하프 롤백 (Half Roll Back) v1.
	34	로잉 (Lowing)
	83	리버스 클렘쉘 (Reverse Clamshell)
	82	클렘쉘 (Clamshell)
	87	더블레그리프트 (Double Legs Lift)

Toning Ball

출산 후 임산부를 위한 프로그램 (복부와 코어 운동)

임신으로 인해 자궁의 용적은 10ml 이하 였다가 평균 5L 최대 20L 이상 늘어나 임신전에 비해 500~1000배로 증가해 흉곽이 커지고, 복직근이 늘어나게 된다. 커졌던 자궁이 출산 후 수축하면서 배알이를 하게 되지만 완전히 임신전 체형으로 돌아가는 것은 한계가 있다. 이러한 한계를 극복하기 위해 복부 운동의 도움이 필요하다.

	PAGE	EXERCISE
	53	컬업 (Curl Up)
	54	컬업2 (Curl Up2)
	56	사이드 밴딩 (Side Bending)
	55	오블리큐 업도미날 (Oblique Abdomial)
	58	오블리큐 업도미날2 (Oblique Abdominal 2)
	63	원 레그 스트레치 (One Leg Stretch)
	65	스파인 트위스트 (Spine Twist)
	71	브릿지 (Bridge)

출산 후 임산부를 위한 프로그램 (고관절 기능 회복 운동)

임신으로 인해 증가된 체중은 부종을 야기할 수 있으며, 출산 이후에도 계속될 수 있다. 특히 서혜부의 부종은 고관절의 기능장애 문제를 발생하게 한다. 서해부의 기능회복을 해주어야 하지의 통증이 개선되며 바른 보행 패턴을 회복 할 수 있다.

	PAGE	EXERCISE
	81	숄더 익스터널 로테이션 (Shoulder External Rotation) v1.
	83	리버스 클렘쉘 (Reverse Clamshell)
	84	클렘쉘 (Clamshell)
	85	힙 익스텐션, 플렉션 (Hip Extention & Flextion)
	86	원레그리프트 (One Leg Lift)
	115	덩티 킥 (Donkey Kick) v1. & v2.
	148	사이드 밴드 온더 엣지 (Side Beand on the Edge)
	149	사이드 힙 익스텐션 온더 엣지 (Side Hip Extension on the Edge)

19

Toning Ball

웜업과 스트레칭 적용 가이드.

토닝볼 웜업 (Warm Up) 적용 가이드
웜업은 각종 운동 부하에 있어서 운동 적응 상태로까지 신체 컨디션을 높여 그 부하를 원활히 함과 동시에 장해 없이 실시하고, 실시 후의 피로를 줄이기 위해서 하는 준비운동 과정이다. 운동 부하의 종류에 따라 다르지만, 보통 비교적 가벼운 운동으로 근육이나 힘줄의 충분한 스트레칭, 심폐 활동의 알맞은 촉진과 말초 순환의 활성화 등을 초래하고 동시에 심리적인 준비 상태도 갖춘다. 강도는 조금 땀이 밸 정도를 목표로 하는 것이 적당하고, 추울 때는 그만큼 긴 시간을 요한다. 그중에서도 토닝볼을 이용한 웜업은 토닝볼을 활용해 가벼운 반동을 활용해서 실시하는 것이 효과적이며, 호흡을 가다듬으며, 본격적인 토닝볼 필라테스를 실시할 준비를 한다. 준비운동은 격렬한 운동에 앞서 신체를 준비하기 위해 근육의 온도뿐만 아니라 몸 전체의 체온을 증가시키는 활동(Warm up)이라는 것을 인식해야 한다.

스트레칭 (Stretching) 적용 가이드
스트레칭은 관절에 작용하는 근육을 포함한 관절 주변 조직에 신장 자극을 가함으로써 근육의 탄력성을 높이고, 관절의 가동 범위를 확장시키는 방법으로 모든 운동 프로그램에 포함되어야 할 중요한 요소이다. 유연성이 결여 되면 신체의 활동 범위가 제한되고, 무리한 동작이 나타나 상해의 위험성이 높아진다. 스트레칭을 효과적으로 실시하기 위한 최적의 방법은 다음과 같으며, 준비운동과 스트레칭 같은 개념이 아니라는 것을 분명히 할 필요가 있다.

- 근육의 신장된 자세에서의 유지는 보통 15 ~ 30초 정도가 적당하다.
- 각 동작 당 반복 회수는 3~5 회 정도가 적당하다.
- 일반적으로 대 근육 중심의 정적 스트레치가 권장되지만 본 운동의 종류에 따라 동적 스트레치가 필요한 경우도 있다.
- 신장자세에서는 근육이 약간 긴장된 상태를 유지하는 정도가 적당하며, 동작 중 불편함이나 통증을 느끼면 중지한다.
- 근육의 신장을 유지하는 동안 호흡은 멈추지 않도록 주의해야 한다

토닝볼 필라테스 자세종류

모든 운동에서와 마찬가지로 토닝볼 필라테스에서도 기본자세가 매우 중요하다. 잘못된 자세에서의 운동은 손상과 급·만성 통증을 야기하고 부상으로 운동 효과를 떨어뜨려 운동을 중단하게 되는 직접적인 원인이 된다. 따라서 토닝볼 운동의 기본자세가 제시되고 있는 모든 자세에서 적용됨을 주의하고 각 동작에서 오류 동작이 나오지 않도록 주의해야 한다.

다음은 모든 동작의 기본자세를 설명한 것이다
- 필라테스의 원리를 잘 접목하여 동작을 실시해야 한다.
- 동작에서 경추 요추 흉추는 해부학적 기본자세인 중립을 유지한다.
- 중립자세를 벗어난 척추의 과도한 굴곡, 신전은 상해의 원인으로 주의한다.
- 시선은 정면을 보며, 동작에 따라 시선이 이동해야 한다.
- 가슴은 펴고, 견갑골이 약간 척추 쪽으로 모은 자세를 유지해야 한다.
- 복부 근육의 긴장감을 유지하며 복강 내의 일정한 압력이 존재해야 한다.

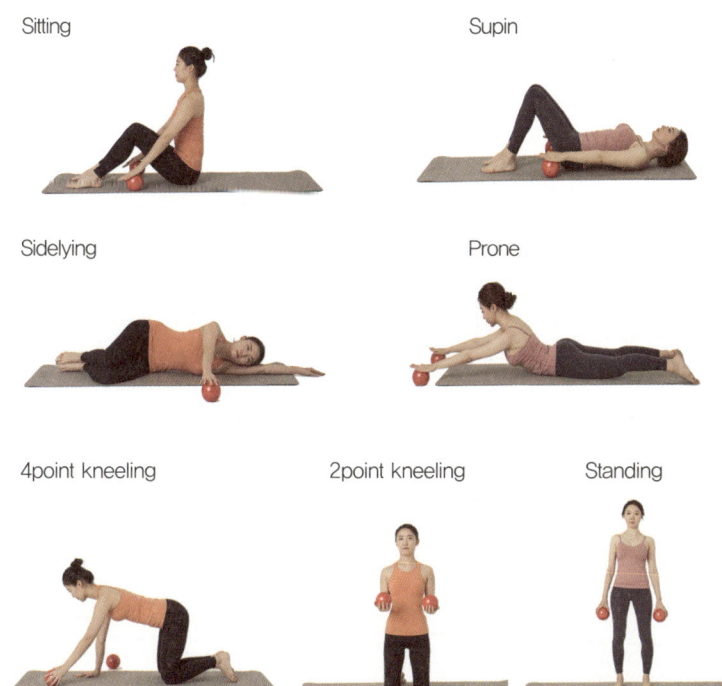

임산부 및 필라테스 강사를 위한 **토닝볼 PILATES 교과서**

Toning Ball

토닝볼 시팅자세 운동법
(Toning Ball-Sitting)

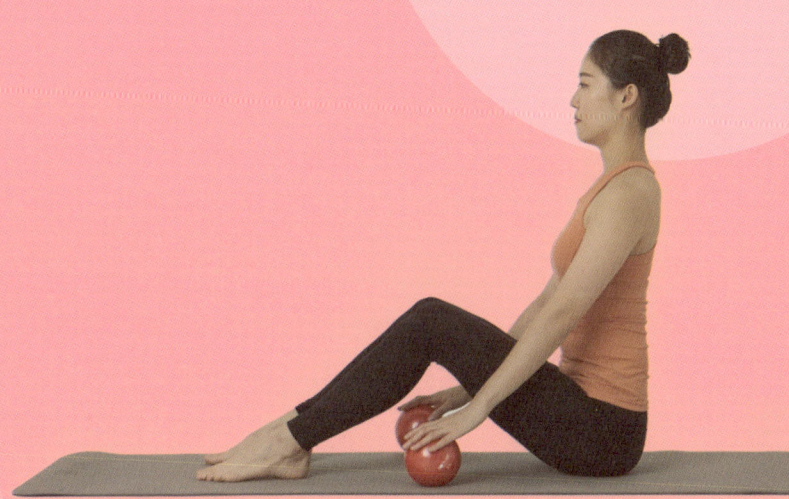

Toning Ball

브리딩
(Breathing)

sitting

Target 척추 분절/ 등쪽 흡기력 향상/ 등, 목의 긴장 완화

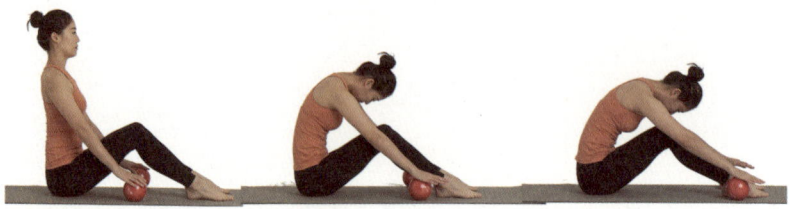

준비자세: 양 손 끝에 볼을 두고, 무릎을 구부려 앉기
1. 내쉬면서 – 볼을 굴리며, 턱을 당겨 고개부터 천천히 롤 다운하기
2. 마시면서 – 등이 늘어나는 느낌을 느끼고
3. 내쉬면서 – 볼을 굴려 공과 몸이 더 멀어지게 하기
4. 마시고 내쉬면서 – 허리부터 천천히 롤 업 하기

Tip
- 어깨가 거상되지 않게 주의
- 호흡이 들어오지 않는 쪽 손을 바닥으로 눌러 호흡유도하기
- 흡기 시 등이 풍선처럼 커지는 느낌, 호기 시 손과 복부가 멀어진다는 느낌

Variation. 1 하부 요추의 분절이 안될 경우, 양쪽 발바닥을 마주대고 진행
(내전근 스트레칭)

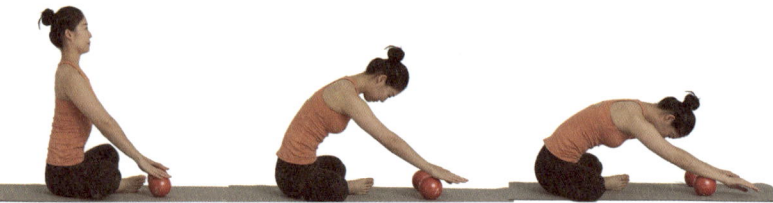

싱글 레그 스트레칭
(Single Leg Stretch)

`sitting`

Target 척추 분절/ 등쪽 흡기력 향상/ 등, 목의 긴장 완화/ 척주유연성 증가/ 하지 유연성 증가

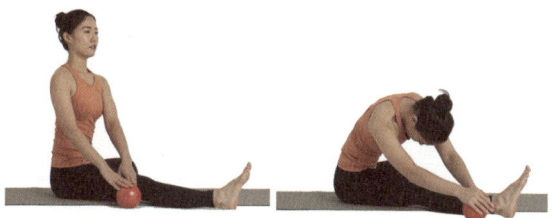

준비자세: 오른쪽 다리를 피고 왼쪽은 무릎 접기. 오른쪽 다리 밖에 볼을 두기
1. 내쉬면서 – 양손으로 볼을 굴리며 롤 다운 하기
2. 마시면서 – 등과 옆구리가 늘어나는 느낌을 느끼고
3. 내쉬면서 – 볼을 굴려 공과 몸이 더 멀어지게 하기
4. 마시고 내쉬면서 – 허리부터 천천히 롤 업 하기

Tip
- 어깨가 옆으로 벌어진다는 느낌으로 거상되지 않게 주의
- 흡기 시 등이 풍선처럼 커지는 느낌, 호기 시 손과 복부가 멀어진다는 느낌

Variation. 1 무릎이 펴지지 않을 경우 무릎을 구부려 진행

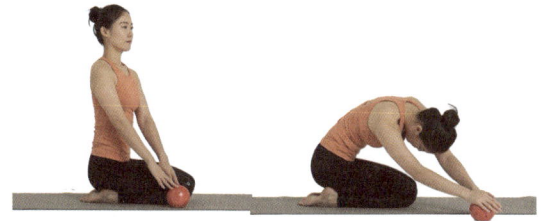

씨티드 롤 다운 엔 롤업
(Seated Roll Down & Roll Up)

sitting

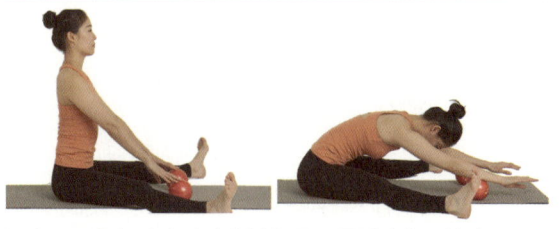

Target 척추 분절/ 등쪽 흡기력 향상/ 등, 목의 긴장 완화/ 척주유연성 증가

준비자세: 다리를 옆으로 벌려, 다리 사이에 볼을 두고 중립자세로 앉기

1. 내쉬면서 – 고개부터 천천히 롤 다운하고 유지하기
2. 마시면서 – 몸통이 들어나는 느낌을 느끼고
3. 내쉬면서 – 공을 굴려 공과 몸이 더 멀어지게 밀어내기
4. 마시고 내쉬면서 – 허리부터 천천히 롤 업으로 올라오기

Tip

- 어깨가 옆으로 벌어진다는 느낌으로 거상되지 않게 주의
- 흡기 시 등이 풍선처럼 커지는 느낌, 호기 시 손과 복부가 멀어진다는 느낌

Variation. 1 무릎피고 하기 힘들 경우 무릎을 구부려 진행

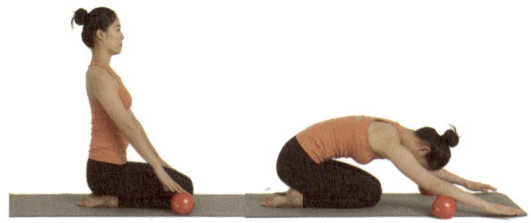

sitting

롤링 라이크 어 볼 위드 암오프
(Rolling Like A Ball with Arms Open)

Target 코어강화/ 체간신전근 마사지&이완효과/ 균형감각 향상

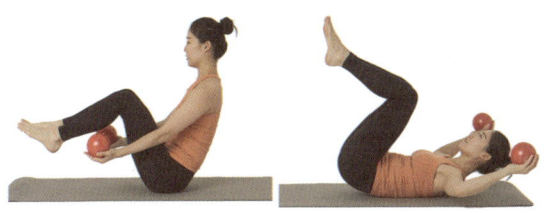

준비자세: 양손에 볼을 잡고, 팔꿈치 모아 발끝을 지면에서 떨어트려 천골로 균형잡기
1. 마시면서 – 몸이 흔들리지 않게 양손을 옆으로 벌리며 눕기
2. 내쉬면서 – 발이 바닥에 닿지 않게 오뚝이처럼 처음 자세로 돌아오기

Tip

- 슬관절과 고관절 각도 유지하기
- 내려갈 때 뒤통수가 바닥에 닿지 않게 주의
- 어깨가 거상되지 않게 주의
- 몸이 공이라고 생각하며 척추 하나하나씩 떨어지고, 올라온다고 생각하기
- 공의 무게를 올려 난이도 조절 가능

Variation. 1 팔을 벌리지 않고, 그대로 유지하며 동작 하기

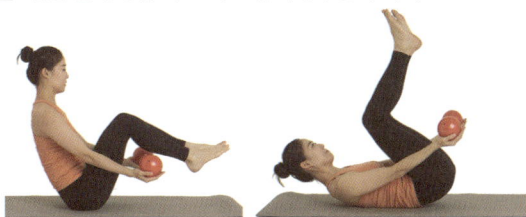

Variation. 2 무릎 사이에 공을 두고 동작하기

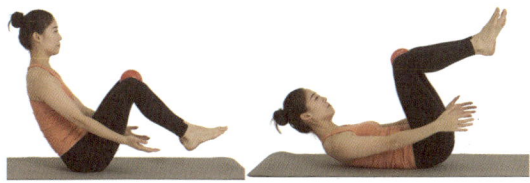

스파인 트위스트
(Spine Twist)

Target 코어강화/ 체간 회전근 향상/ 견갑대의 안정화

`sitting`

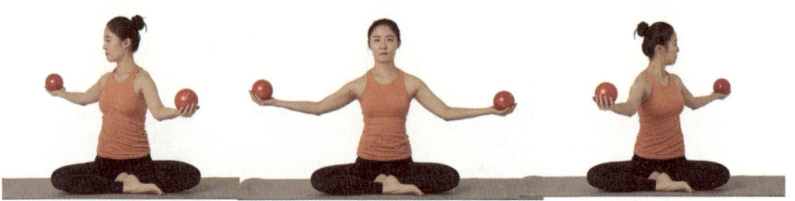

준비자세: 바르게 앉은 자세에서 손바닥이 천장을 보도록 볼을 잡고 양손을 옆으로 나란히
1. 마시고 내쉬면서 – 팔을 유지하며 흉추를 돌려 뒤돌아보기
2. 마시면서 – 더 뒤로 회전하기
3. 내쉬면서 – 천천히 처음 자세로 돌아오기

Tip
- 팔만 움직이지 않게 허수아비가 된 것 처럼 어깨를 고정하여 흉추 회전하기
- 좌우 엉덩이가 떨어지지 않게 주의하기
- 어깨가 옆으로 벌어진다는 느낌으로 진행

Variation. 1 다리를 길게 뻗어 흉추회전 하기

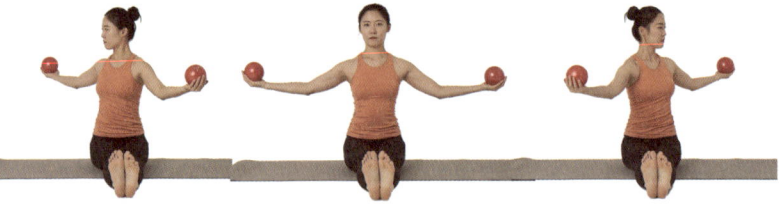

Variation. 2 바르게 앉아 양손으로 볼 한개를 잡고 흉추회전 하기

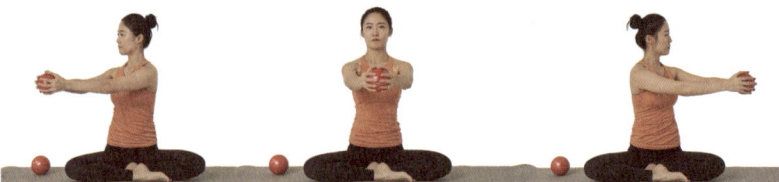

스파인트위스트 위드 원 암 오픈
(Spine Twist with One Arm Open)

sitting

Target 코어강화/ 체간 회전근 향상/ 능형근 강화

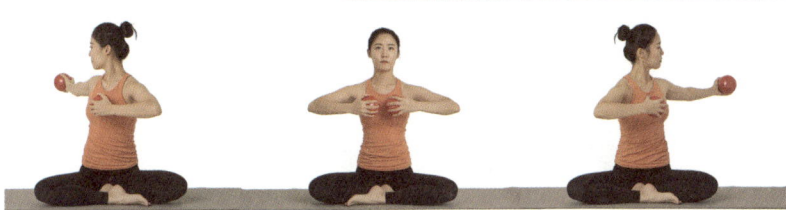

준비자세: 볼을 잡고 양손을 가슴앞에 모아 양쪽 팔꿈치를 옆으로 벌려 중립자세로 앉기
1. 마시면서 – 시선과 같이 한쪽 팔꿈치를 피며 몸통회전하기
2. 내쉬면서 – 천천히 호흡을 닫으며 처음 자세로 돌아오기

Tip
- 팔만 움직이지 않고 어깨가 옆으로 벌어진다는 느낌으로 진행
- 좌우 엉덩이가 떨어지지 않게 주의하기
- 호흡을 반대로 신행하기

Variation. 1 활시위를 당기듯이, 한쪽 팔꿈치를 뒤로 당겨 뻗은 손과 멀어지면서 진행 하기

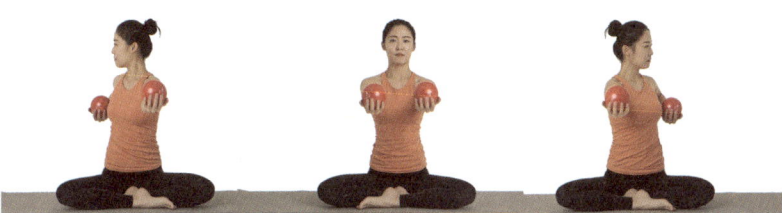

Toning Ball

하프 롤백
(Half Roll Back)

sitting

Target 코어강화/ 척주분절/ 견갑 안정화

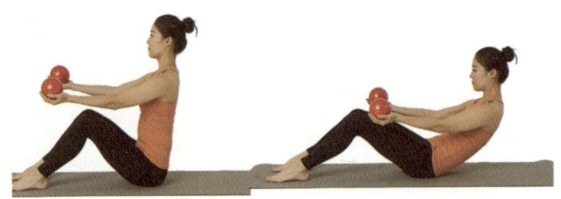

준비자세: 무릎을 접어 앉아 양손에 볼을 들고 앞으로 나란히
1. 내쉬면서 – 손을 유지하고 허리부터 분절하여 롤백하기
2. 마시면서 – 머리부터 천천히 처음 자세로 돌아오기

Tip
- 코어의 활성화를 위해 무릎 사이에 미니볼을 두고 조이면서 진행 가능
- 어깨 거상되지 않게 손을 멀리 두고 온다는 느낌
- 발바닥이 바닥에 심어져 있다는 느낌

Variation. 1 공을 바닥에 두어 굴리며 롤백하기

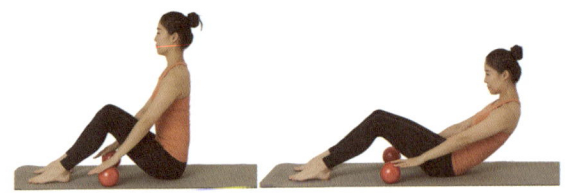

Variation. 2 롤 백 상태에서 팔꿈치 높이 유지하며 이두근 운동하기

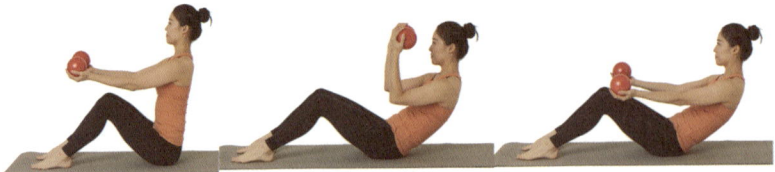

sitting

하프롤백 위드 암 오프
(Half Roll Back with Arms Open)

Target 코어강화/ 척주분절/ 코어와 상지의 협응력향상

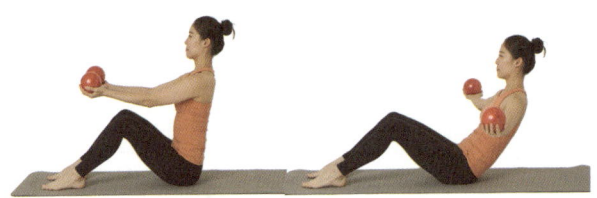

준비자세: 무릎을 접어 앉아 양손에 볼을 잡고 앞으로 나란히
1. 내쉬면서 - 양손을 옆으로 벌려 롤 백으로 내려가기
2. 마시면서 - 양손 모으며 처음자세로 돌아오기

Tip
- 코어의 활성화를 위해 무릎 사이에 미니볼을 두고 조이면서 진행 가능
- 발바닥이 바닥에 심어져 있다는 느낌
- 어깨가 거상되지 않게 양손이 멀어진다는 느낌

Variation. 1   한 손 씩 크게 외전하며 머리위로 한 손 만세

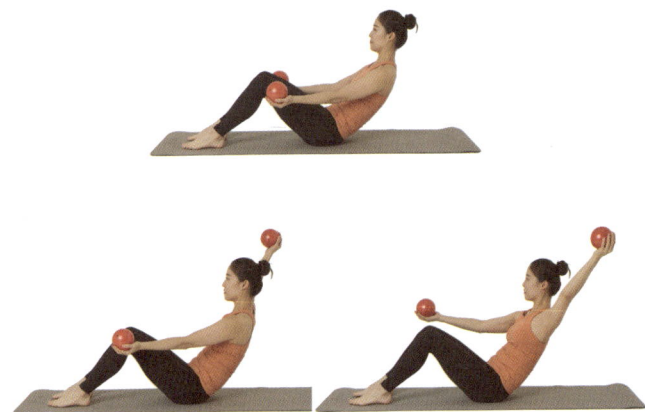

Toning Ball

하프 롤백 위드 원레그 리프트
(Half Roll Back with One Leg Lift)

sitting

Target 코어강화/ 척주분절/ 견갑 안정화/ 상지하지 협응력향상/밸런스 향상

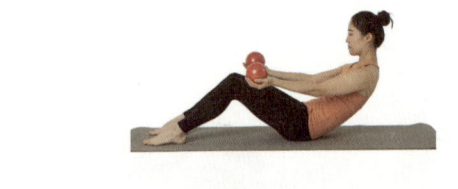

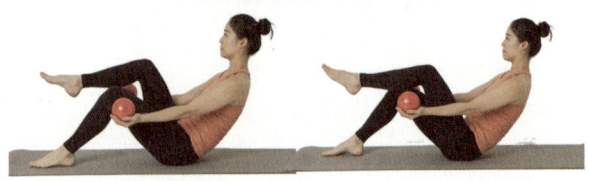

준비자세: 손바닥이 천장을 보게 앞으로 나란히 하고 하프 롤백 유지하기
1. 마시고 내쉬면서 – 오른쪽 다리 올리기
2. 마시고 내쉬면서 – 왼쪽 다리 올리기
3. 마시고 내쉬면서 – 오른쪽 다리 내리기
4. 마시고 내쉬면서 – 왼쪽 다리 내리기

Tip
- 몸통이 흔들리지 않게 유지
- 어깨 거상 되지 않게 주의
- 고개가 앞으로 전인되지 않게 주의

Variation. 1 앞으로 나란히 유지하며 다리 테이블탑/ 한쪽 다리씩 펴기 / 무릎을 쭉 피고 V 만들기

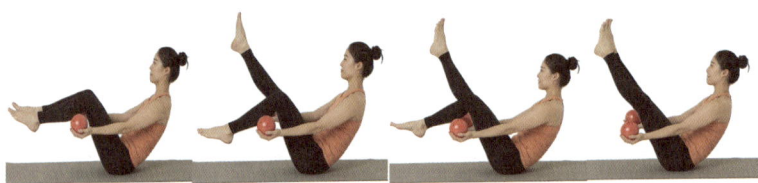

롤백 위드 얼터네이트 원 암 오픈
(Roll Back with Alternate One Arm Open)

Target 코어강화/ 척주분절/체간 회전근 향상/ 코어와 상지의 협응력향상

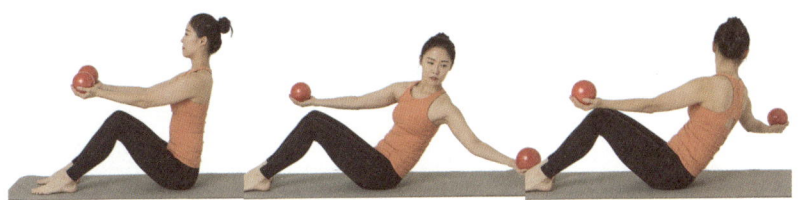

준비자세: 무릎을 접어 앉아 양손에 볼을 잡고 앞으로 나란히
1. 내쉬면서 - 시선을 같이 움직이며, 한 손을 벌리고 롤백하며 상체회전하기
2. 마시면서 - 제자리로 돌아오기

Tip
- 코어의 활성화를 위해 무릎 사이에 미니볼을 두고 조이면서 진행 가능
- 발바닥이 바닥에 심어져 있다는 느낌
- 어깨가 거상되지 않게 주의
- 엉덩이가 들리지 않게 주의

Variation. 1 오픈 한쪽 손을 바닥에 두고 토닝볼 밀기

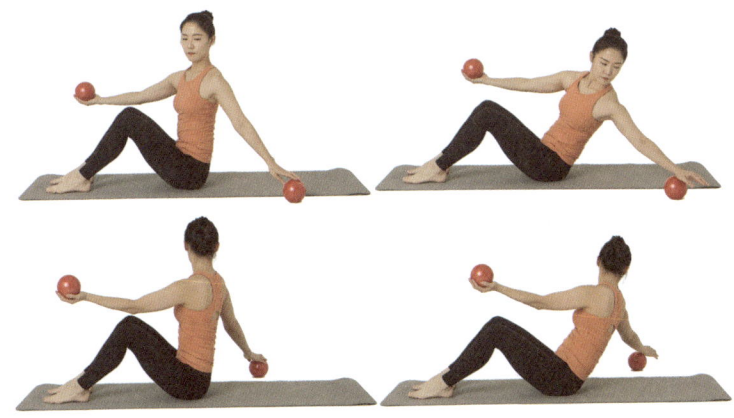

Toning Ball

로잉
(Lowing)

sitting

Target 견갑골 가동성/ 척추분절/코어와 상지의 협응력 향상/ 하체 유연성 증가

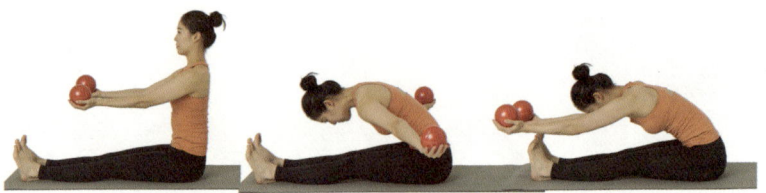

준비자세: 무릎을 길게 펴고 양손 앞으로 나란히
1. 마시면서 - 양손을 뒤로 뻗으며 가슴과 무릎이 가까워지게 상체 숙이기
2. 내쉬면서 - 상체를 숙인체 머리 위로 손을 뻗기
3. 마시면서 - 상체 세우고 앞을 나란히 하기

Tip
- 동작이 끊어지지 않게 부드럽게 진행 하기
- 발목을 배측굴곡으로 진행 하기
- 손이 옆으로 길어진다는 느낌으로 팔돌리기

Variation. 1 상체를 숙이며, 양손을 수영하듯 한손씩 손으로 큰원그리기

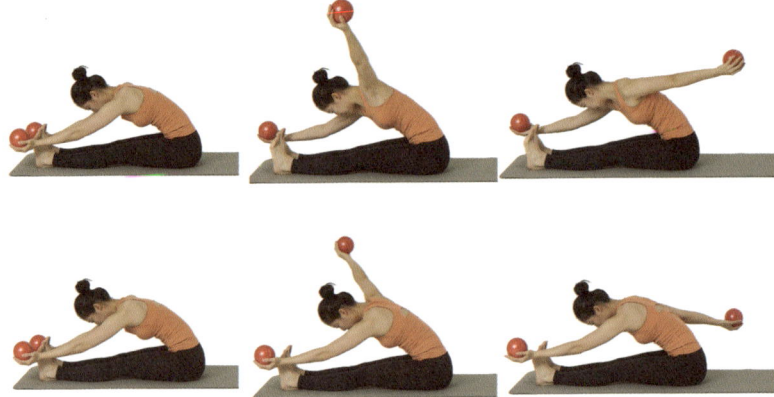

하프 롤 백 위드 체스트 오픈
(Half Roll Back with Chest Open)

Target 코어강화/ 척주분절/ 코어와 상지의 협응력향상

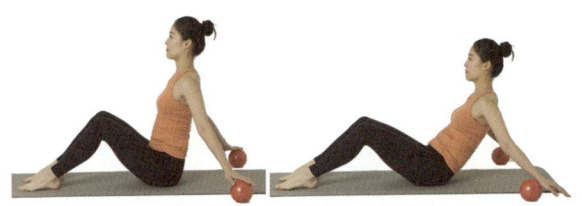

준비자세: 양손을 대각선으로 벌려 양 손끝 아래 볼 두기
1. 내쉬면서 - 척주를 분절하고 볼을 뒤로 밀며 롤 백 하기
2. 마시면서 - 천천히 처음 자세로 돌아오기

Tip
- 코어의 활성화를 위해 무릎 사이에 미니볼을 두고 조이면서 진행 가능
- 발바닥이 바닥에 심어져 있다는 느낌

Variation. 1 다리를 길게 뻗어 진행

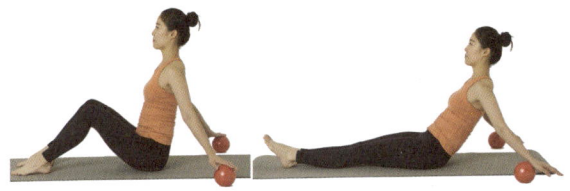

Variation. 2 하프롤백 하며 한다리씩 슬라이딩하기

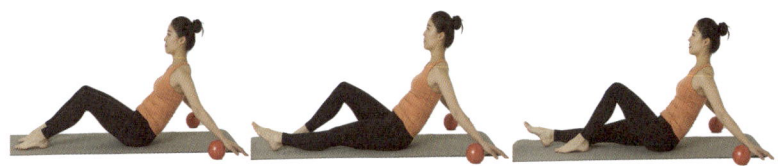

Toning Ball

sitting

하프 롤 백 위드 비하인드 해드
(Half Roll Back with Behind Head)

Target 코어강화/ 척주분절/ 코어와 상지의 협응력향상

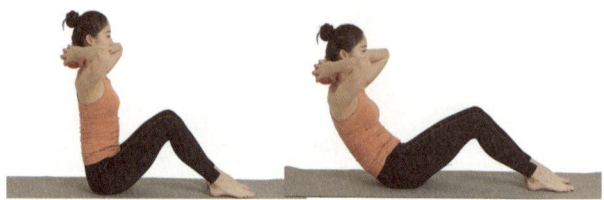

준비자세: 무릎을 접어 골반과 척주를 중립으로 두고, 양손에 볼을 잡고 머리 뒤에 두기
1. 마시면서 – 가슴과 무릎이 가까워지게 상체 숙이기
2. 내쉬면서 – 팔꿈치가 모이지 않게 롤 백 하기

Tip
- 코어의 활성화를 위해 무릎 사이에 미니볼을 두고 조이면서 진행 가능
- 발바닥이 바닥에 심어져 있다는 느낌

Variation. 1   롤백 하며 한손 벌려 트위스트 하기

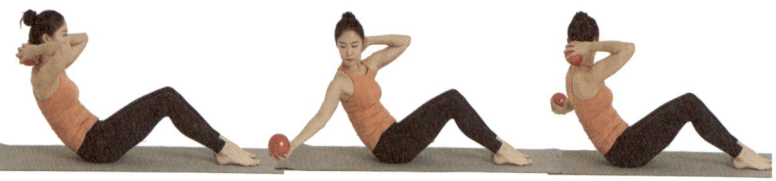

머메이드
(Mermaid)

sitting

Target 코어 활성화/ 골반과 고관절의 유동성과 안정화/ 척주유연성증가

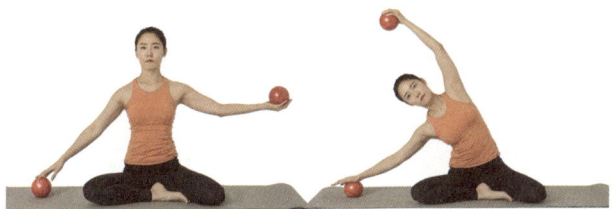

준비자세: 인어자세로 앉아 오른 손 아래 볼 두고, 다른 한 손을 옆으로 나란히
1. 마시면서 – 볼을 잡은 손을 옆으로 나란히 하기
2. 내쉬면서 – 옆구리가 늘어나게 옆으로 숙이기
3. 마시고, 내쉬면서 – 처음 자세로 돌아오기

Tip
- 상체가 앞, 뒤로로 기울지 않게 주의
- 좌우 엉덩이가 떨어지지 않게 주의
- 어깨가 거상되지 않게 주의

Variation. 1 머메이드 하며 스파인 트위스트

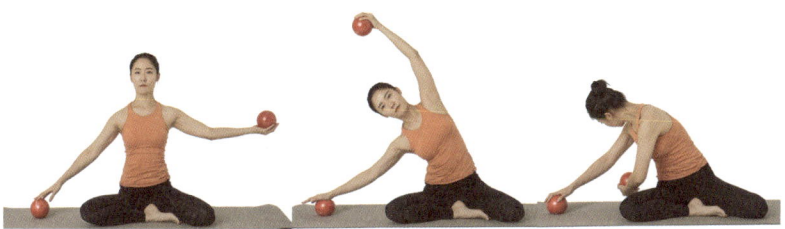

Toning Ball

머메이드 리치
(Mermaid Reach)

sitting

Target 코어 안정화, 고관절 신전 강화, 견갑골 안정화와 강화

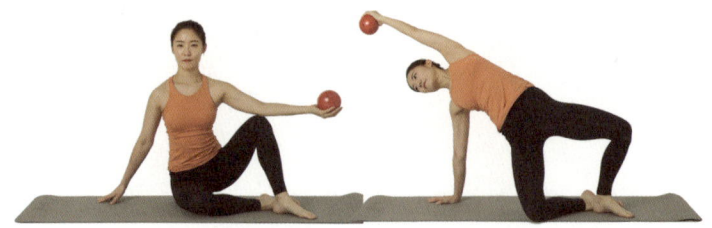

준비자세: 오른쪽 다리는 양반다리하고 왼쪽다리는 세워 앉아 왼손에 볼을 들고 준비하기
1. 마시면서 – 상체를 바르게 세우기
2. 내쉬면서 – 오른손으로 바닥을 밀어 왼손 머리위로 만세하기

Tip
- 집고있는 오른손과 어깨가 일직선 상에 있도록 하기
- 힙을 앞으로 밀어 고관절이 완전히 신전되게 만들기

Variation. 1 오른쪽 한쪽은 접고 왼쪽은 길게 뻗어 진행

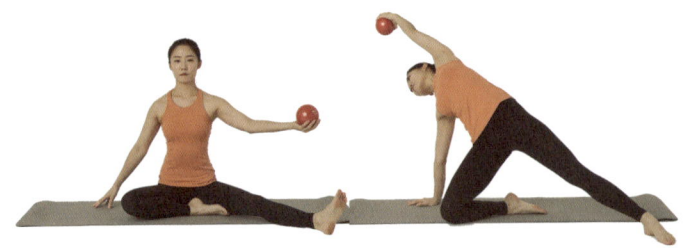

Toning Ball

토닝볼 수파인 자세 운동법
(Toning Ball-Supine)

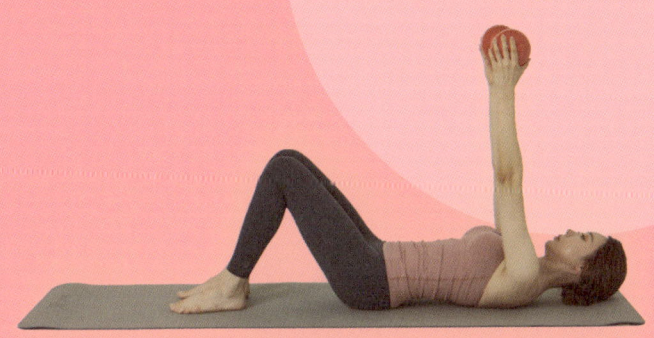

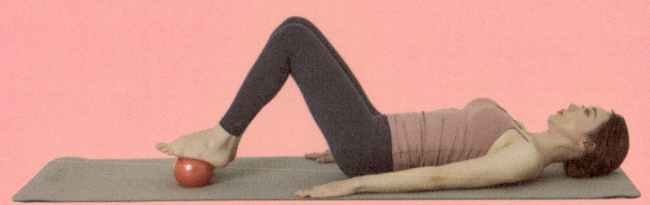

Toning Ball

브리딩
(Breathing)

Supine

Target 복부 마사지/ 횡격막 활성화/ 코어 인지 활성화

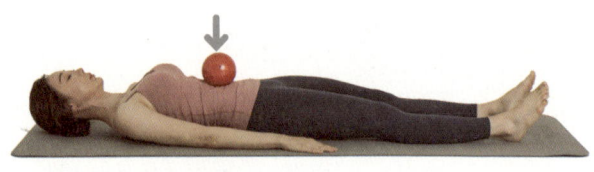

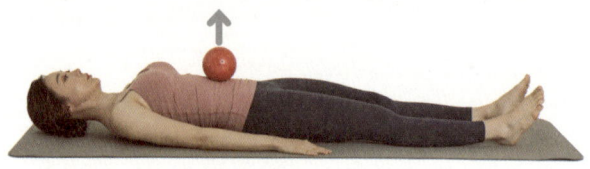

준비자세: 천장을 보고 누워 배위에 볼을 두고 눕기
1. 마시면서 – 배를 크게 부풀리며 공을 천장쪽으로 밀어내기
2. 내쉬면서 – 공이 배 안으로 들어오게 하기

Tip

- 목이 길어진다는 느낌으로 어깨가 거상되지 않게 주의
- 복부가 풍선처럼 앞뒤, 상하, 좌우로 팽창하는 것 느끼기
- 골반의 전방경사와 후방경사 주의 하기
- 턱이 들리지 않게 주의

Supine

스캐퓰라 엘리베이션, 디프레션
(Scapula Elevation, Depression)

Target 견갑골 움직임 인지

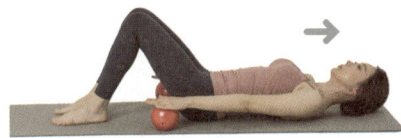 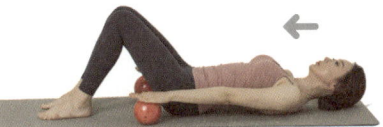

준비자세: 무릎을 접어 골반과 척주를 중립으로 두고, 양 손바닥 아래 볼을 두기
1. 마시면서 – 척주의 중립을 유지하며 토닝볼을 가볍게 눌러 어깨를 올리기(으쓱)
2. 내쉬면서 – 토닝볼을 누르며 어깨 끌어 내리기

Tip
- 코어활성화를 위해 무릎 사이에 미니볼을 끼기
- 목이 길어진다는 턱이 들리지 않게 주의
- 느낌으로 어깨가 거상되지 않게 주의

Variation. 1 다리 테이블탑하여 어깨 거상, 하강 하기

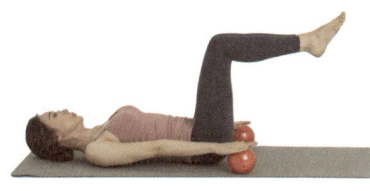 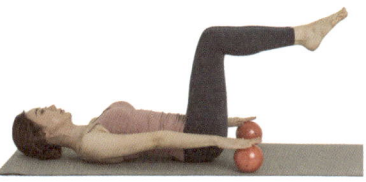

Variation. 2 손바닥에 공을 두고, 손을 든 상태에서 진행

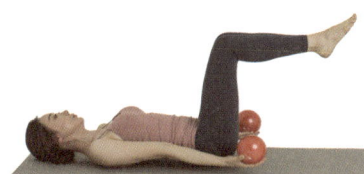 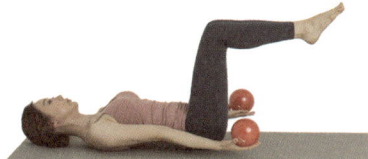

Toning Ball

스캐퓰라 프로트렉션, 리트렉션
(Scapula Protraction, Retraction)

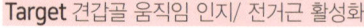
Supine

Target 견갑골 움직임 인지/ 전거근 활성화

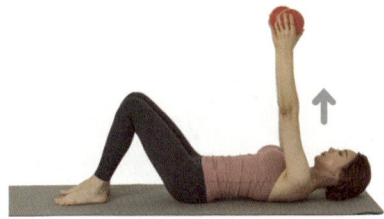 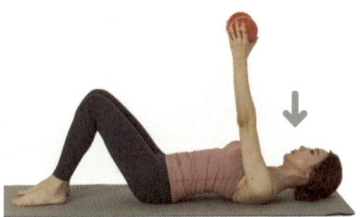

준비자세: 무릎을 접어 골반과 척주를 중립으로 두고, 볼을 잡고 양손 앞으로 나란히
1. 내쉬면서 - 중립을 유지하여, 손을 천장으로 길게 뻗어 주기(견갑골이 서로 멀어 짐)
2. 마시면서 - 처음 자세로 돌아오기(견갑골이 가까워 짐)

Tip
- 허리가 과하게 꺾이지 않게 중립 유지하기
- 코어활성화를 위해 무릎 사이에 미니볼을 끼기
- 목이 길어진다는 턱이 들리지 않게 주의
- 느낌으로 어깨가 거상되지 않게 주의

Variation. 1 테이블탑 하며 견갑골 전인 후인

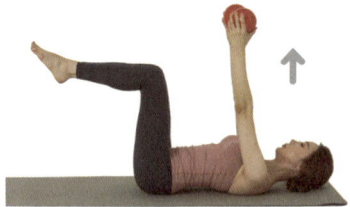 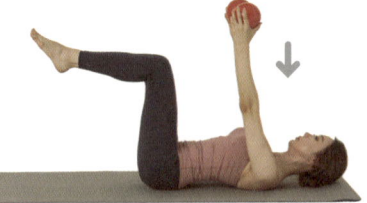

인터널 로테이션
(Internal Rotation)

Supine

Target 견갑골 움직임 인지/ 어깨 안정화/ 견갑하근 활성화

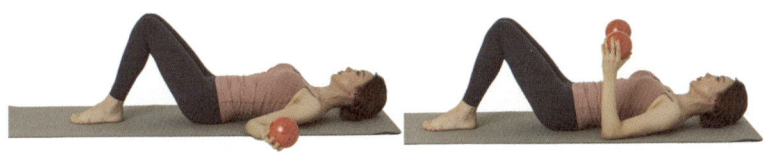

준비자세: 무릎을 접어 골반과 척주를 중립으로 두고, 볼을 잡고 팔꿈치를 구부려 옆으로 나란히
1. 내쉬면서 – 중력을 느끼며 양손을 천장쪽으로 가져오기
2. 마시면서 – 처음 자세로 돌아오기

Tip
- 코어활성화를 위해 무릎 사이에 미니볼을 끼기
- 목이 길어진다는 느낌으로 턱이 들리지 않게 주의
- 어깨가 거상되시 잃게 주의

Variation. 1   테이블탑 하며 손등이 바닥에 닿지 않게 시작하여 어깨 내회전 하기

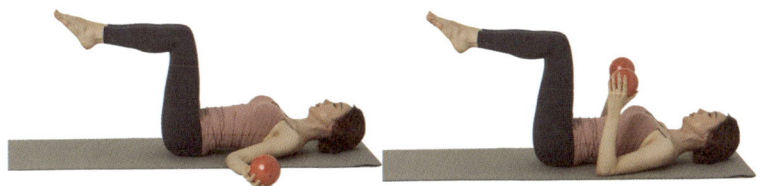

Toning Ball

숄더 플렉션
(Shoulder Flextion)

Supine

Target 견갑골 움직임 인지/ 상체와 코의 협응/ 삼두근 강화

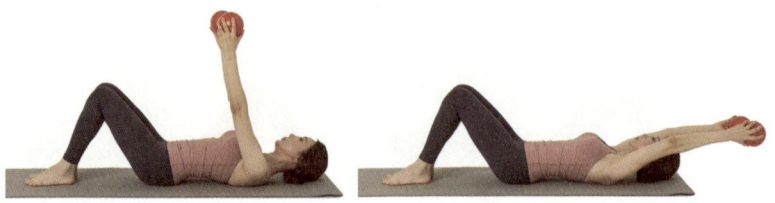

준비자세: 무릎을 접어 골반과 척추를 중립으로 두고, 볼을 잡고 양손 앞으로 나란히
1. 내쉬면서 - 척추의 중립을 유지하여, 손을 머리위로 만세
2. 마시면서 - 처음 자세로 유지하기

Tip

- 허리가 과하게 꺽이지 않게 중립 유지하기
- 코어활성화를 위해 무릎 사이에 미니볼을 끼기
- 목이 길어진다는 느낌으로 턱이 들리지 않게 주의
- 어깨가 거상되지 않게 주의

Variation. 1   테이블 탑 상태에서 양손 머리위로 만세 하기

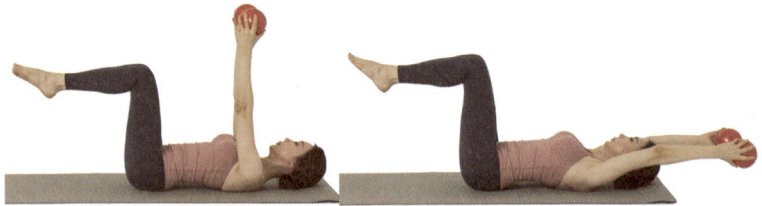

얼터네이티브 숄더 플랙션 앤 익스텐션
(Alternative Shoulder Flextion and Extention)

`Supine`

Target 견갑골 움직임 인지/ 상지협응력 향상

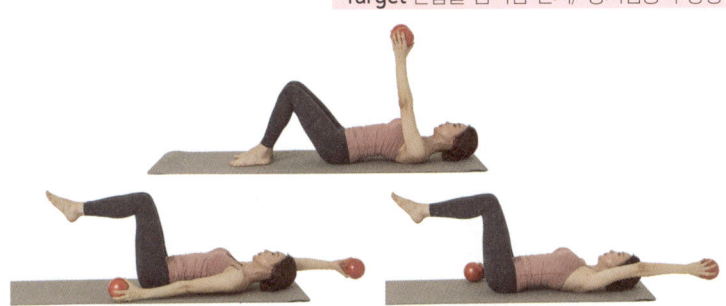

준비자세: 무릎을 접어 골반과 척주를 중립으로 두고, 볼을 잡고 양손 앞으로 나란히
1. 내쉬면서 – 척주의 중립을 유지하여, 한손은 머리위로 만세, 다른 한 손은 몸옆으로 차렷하기
2. 마시면서 – 처음 자세로 유지하기

Tip
- 허리가 과하게 꺾이지 않게 중립 유지하기
- 코어활성화를 위해 무릎 사이에 미니볼 끼기
- 목이 길어진다는 느낌으로 턱이 늘리지 않게 주의
- 양손이 서로 멀어진다는 느낌으로 어깨가 거상되지 않게 주의

Variation. 1 테이블 탑 상태에서 양손을 번갈아, 어깨 신전 굴곡 하기

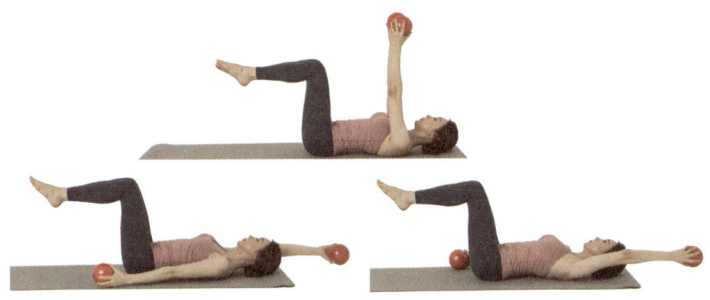

Toning Ball

토 텝
(Toe Tep)

Supine

Target 코어안정화/ 견갑골 움직임 인지/ 코어와 하지의 협응력 향상

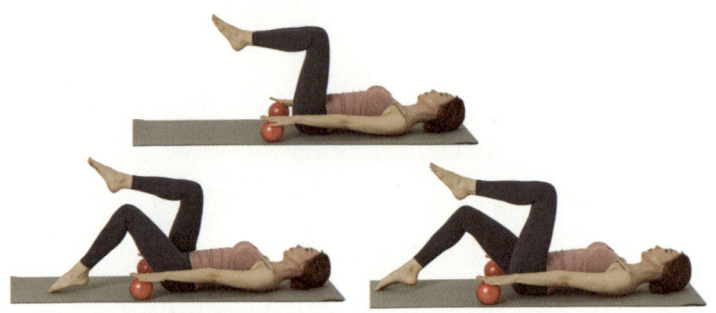

준비자세: 양손 앞으로 나란히, 다리는 테이블탑 만들기
1. 내쉬면서 – 척주의 중립과 무릎각도를 유지하며 왼쪽 발끝만 바닥에 터치하기
2. 마시면서 – 처음 자세로 유지하기
3. 내쉬면서 – 반대쪽 고관절 신전 시켜 발끝 바닥 터치하기

Tip
- 허리가 과하게 꺾이지 않게 중립 유지하기
- 목이 길어진다는 느낌으로 턱이 들리지 않게 주의
- 어깨가 말리거나 거상되지 않게 양손으로 볼 눌러주기

Variation. 1 상체를 유지하며 양쪽발끝을 바닥에 터치 하기

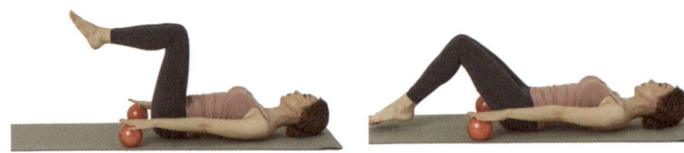

데드버그
(Dead Bug)

Supine

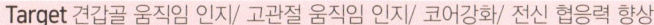
Target 견갑골 움직임 인지/ 고관절 움직임 인지/ 코어강화/ 전신 협응력 향상

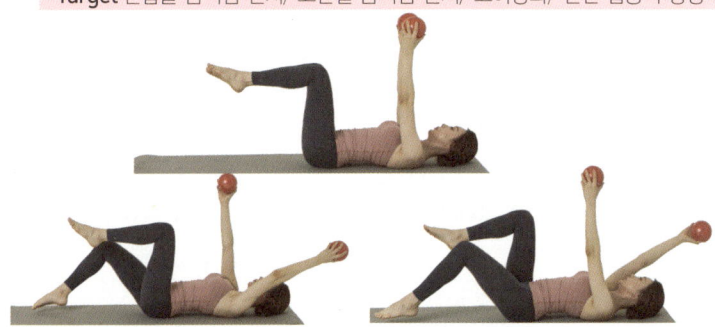

준비자세: 볼을 들고 양손 앞으로 나란히, 양쪽 다리 테이블탑 만들기
1. 내쉬면서 - 왼쪽 손은 머리위로 만세, 오른쪽다리는 토텝
2. 마시면서 - 처음 자세로 유지하기
3. 내쉬면서 - 반대쪽 손과 다리 진행

Tip
- 팔, 다리가 움직이는 동안 허리가 과하게 꺾이지 않게 중립 유지하기
- 목이 길어진다는 느낌으로 턱이 들리지 않게 주의
- 어깨가 거상되지 않게 주의

Variation. 1 같은쪽 손과 다리 내리기

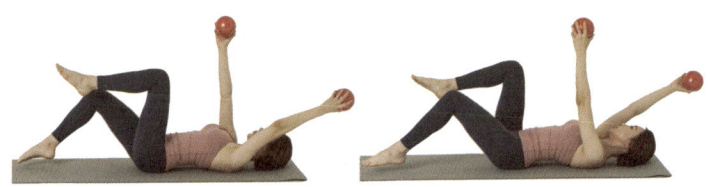

더블 레그 익스텐션
(Double Leg Extestion)

Supine

Target 코어강화/ 상지와 하지의 협응력 향상

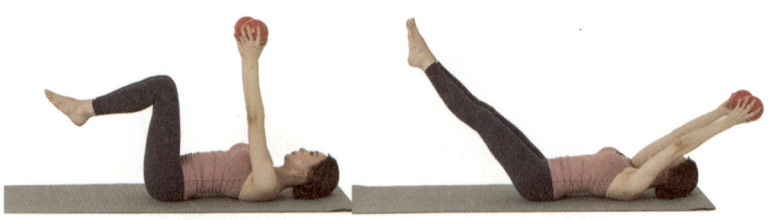

시작자세: 골반과 척추를 중립으로 두고, 무릎을 접어 테이블탑 만들기
1. 양손에 볼을 잡고 손바닥이 서로 마주보게 양손 앞으로 나란히
2. 내쉬면서 – 척추의 중립을 유지하여 양손 머리위로 만세 하고 동시에 양쪽다리를 길게 대각선 방향으로 뻗기
3. 마시면서 – 처음 자세로 앞으로 나란히

Tip
- 중립을 유지할 수 있는 선까지 다리 뻗기
- 코어활성화를 위해 무릎 사이에 미니볼을 끼기
- 목이 길어진다는 느낌으로 턱이 들리지 않게 주의
- 어깨가 거상되지 않게 주의

Variation. 1   양손 만세와 한쪽다리 길게 대각선 방향으로 뻗기

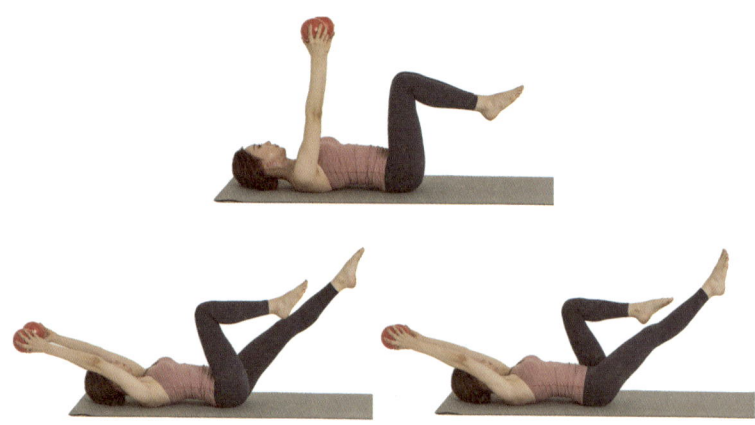

스캐퓰라 업워드 & 다운워드 로테이션
(Scapula Upward& Downward Rotation)

Supine

Target 견갑골 움직임 인지/ 회전근개강화

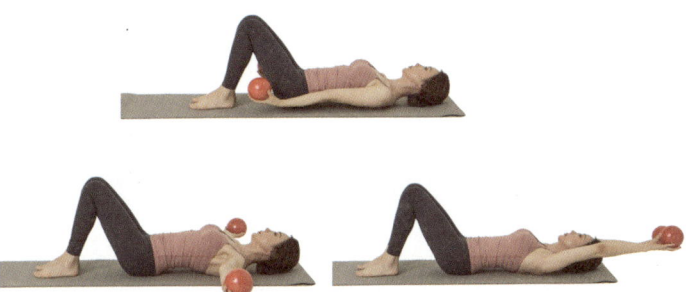

준비자세: 무릎을 접어 골반과 척주를 중립으로 두고, 볼을 잡고 손바닥이 천장 쪽을 향하게 차렷하기
1. 내쉬면서 – 척주의 중립을 유지하며, 손등이 바닥에 닿지 않게 팔을 귀방향으로 만세하기
2. 마시면서 – 처음 자세로 양손 차렷하기

Tip
- 허리가 과하게 꺾이지 않게 중립 유지하기
- 코어활성화를 위해 무릎 사이에 미니볼 끼기
- 목이 길어진다는 느낌으로 턱과 들리지 않게 주의
- 어깨가 거상되지 않게 주의

Variation. 1 양쪽 다리 테이블탑하여 어깨외전 하기

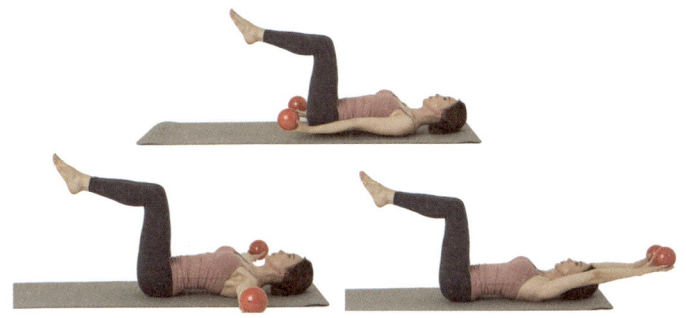

Toning Ball

암 오픈
(Arms Open)

Supine

Target 견갑골 움직임 인지/ 전신 협응력 향상

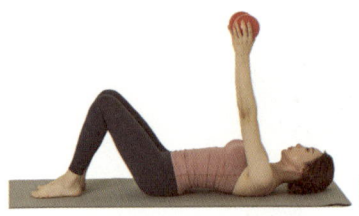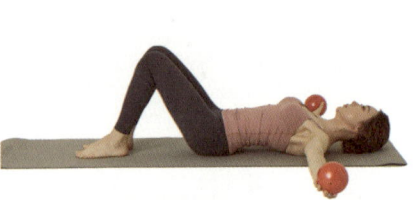

준비자세: 무릎을 접어 골반과 척주를 중립으로 두고, 볼을 잡고 손바닥이 서로 마주보게 양손 앞으로 나란히

1. 내쉬면서 – 척주의 중립을 유지하여, 손등이 바닥에 닿지 않게 양손 옆으로 벌리기
2. 마시면서 – 처음 자세로 앞으로 나란히 하기

Tip
- 허리가 과하게 꺾이지 않게 중립 유지하기
- 코어활성화를 위해 무릎 사이에 미니볼 끼기
- 턱과 들리지 않게 주의
- 목이 길어진다는 느낌으로 어깨가 거상되지 않게 주의

Variation. 1 다리를 테이블탑하여 양손 오픈하기

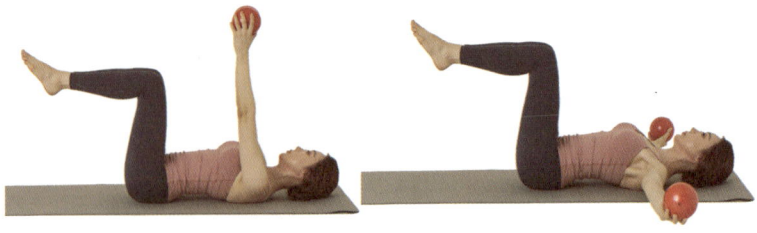

원 암 오픈
(One Arm Open)

Supine

Target 견갑골 움직임 인지/ 코어 활성화/ 전신 협응력 향상

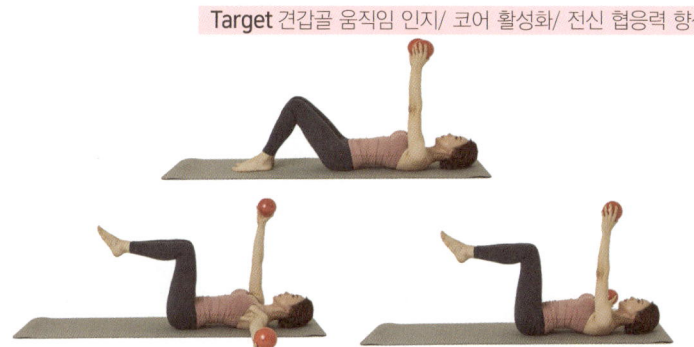

준비자세: 무릎을 접어 골반과 척주를 중립으로 두고, 볼을 잡고 손바닥이 서로 마주보게 양손 앞으로 나란히

1. 내쉬면서 – 오른손이 흔들리지 않게 유지하며, 왼 손 옆으로 벌리기
2. 마시면서 – 처음 자세로 앞으로 나란히 하기
3. 내쉬면서 – 반대쪽도 똑같이 진행

Tip
- 손등이 바닥에 닿지 않게 주의
- 허리가 과하게 꺾이지 않게 중립 유지하기
- 코어활성화를 위해 무릎 사이에 미니볼을 끼기
- 목이 길어진다는 느낌으로 어깨가 거상되지 않게 주의

Variation. 1 양쪽 다리 테이블탑으로 만들어 한 손 오픈하기

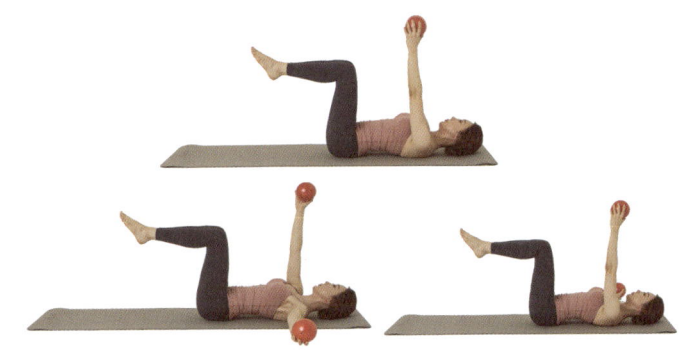

Toning Ball

Supine

숄더 써컴덕션
(Shoulder Circumduction)

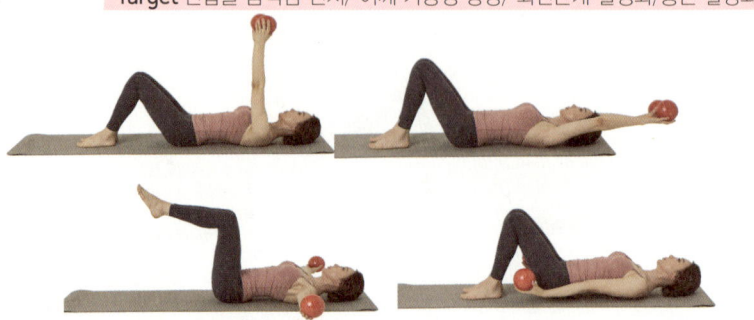

Target 견갑골 움직임 인지/ 어깨 가동성 향상/ 회전근개 활성화/흉근 활성화

준비자세: 무릎을 접어 골반과 척주를 중립으로 두고, 볼을 잡고 차렷하기
1. 마시면서 - 양손 바닥이 마주보게 앞으로 나란히
2. 내쉬면서 - 손등이 바닥에 닿지 않게 큰 원 그리기/ 반대 방향으로도 진행

Tip
- 허리가 과하게 꺽이지 않게 중립 유지하기
- 코어활성화를 위해 무릎 사이에 미니볼을 끼기
- 목이 길어진다는 느낌으로 어깨가 거상되지 않게 주의

Variation. 1 양손을 어깨위에 두고 팔꿈치로 원 그리기

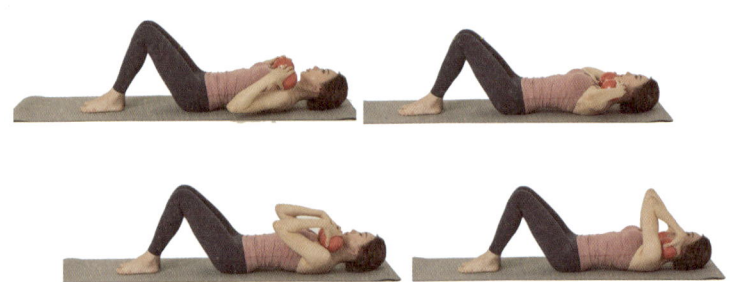

컬업
(Curl Up)

Supine

Target 코어강화

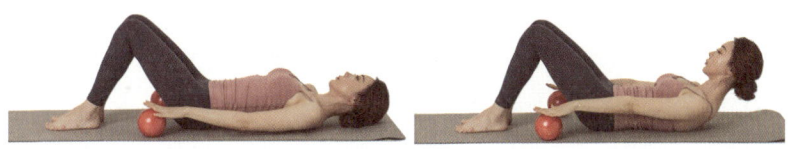

준비자세: 등을 대고 누워 무릎을 접고, 양손 아래 토닝볼을 두고 차렷하기
1. 내쉬면서 – 손끝에 있는 볼을 굴리며 상체 올라오기
2. 마시고 내시면서 – 천천히 처음 자세로 내려오기

Tip
- 턱과 가슴사이 간격을 유지하며 올라오기
- 목이 길어진다는 느낌으로 어깨가 거상되지 않게 주의
- 코어활성화를 위해 무릎 사이에 미니볼을 끼기
- 골반이 후반경사가 되지 않게 중립 유지하기

Variation. 1   볼을 잡고 손바닥이 천장을 보게하며 컬업하기

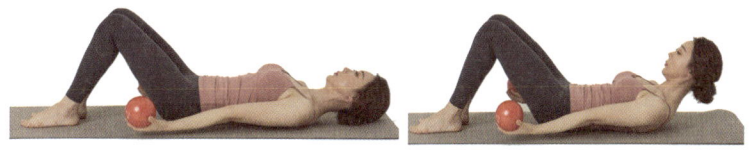

Toning Ball

컬업2
(Curl Up2)

Supine

Target 코어강화

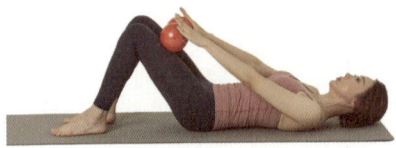
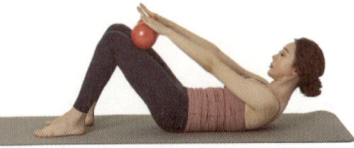

준비자세: 등을 대고 누워 무릎을 접고, 무릎 위에 볼 올리기
1. 내쉬면서 – 무릎위에 있는 볼을 굴리며 상체 올라오기
2. 마시고 내시면서 – 천천히 처음 자세로 내려오기

Tip
- 턱과 가슴사이 간격을 유지하며 올라오기
- 목이 길어진다는 느낌으로 어깨가 거상되지 않게 주의
- 코어활성화를 위해 무릎 사이에 미니볼을 끼기
- 골반의 후방경사가 되지 않게 중립 유지하기

Variation. 1 양손으로 토닝볼 하나를 잡고 올라오기

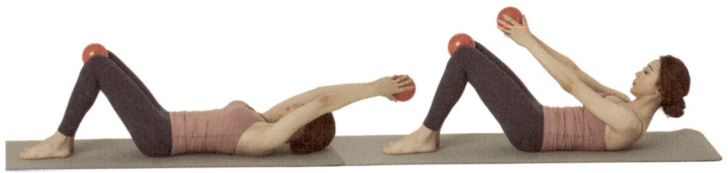

Variation. 2 머리 뒤에 볼을 두고 올라오기

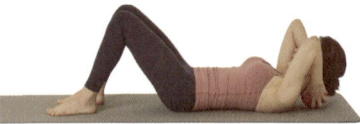
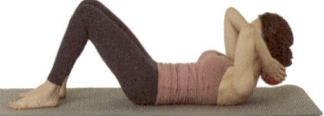

오블리큐 업도미날
(Oblique Abdomial)

Supine

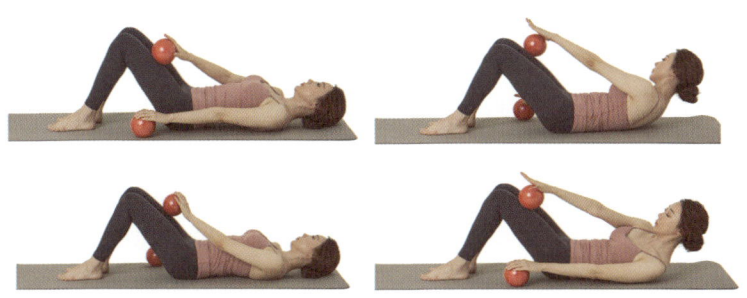

Target 코어활성화(복사근)

준비자세: 무릎을 접고 누워 볼을 들고, 오른손은 왼쪽 무릎위 왼손은 차렷하며 준비하기
1. 내쉬면서 – 허벅지 위에 있는 볼을 굴리며 대각선방향으로 롤업 하기
2. 마시고 내시면서 – 천천히 처음 자세로 내려오기

Tip
- 턱과 가슴사이 간격을 유지하며 올라오기
- 목이 길어진다는 느낌으로 어깨가 거상되지 않게 주의
- 고이활성회를 위해 무릎 사이에 미니볼을 끼기
- 골반의 후방경사가 되지 않게 중립 유지하기

Variation. 1 한손은 머리뒤, 다른 한손은 차렷하여 공밀며 컬업올라오기

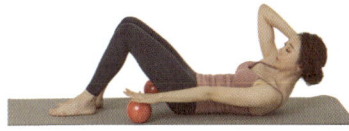 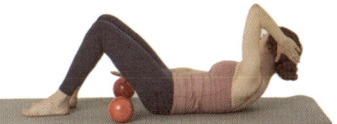

사이드 밴딩
(Side Bending)

Supine

Target 코어강화(복사근)

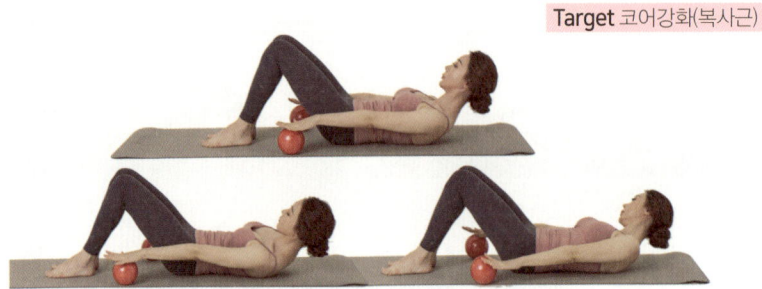

준비자세: 등을 대고 누워 무릎을 접고, 양손 아래 토닝볼을 두고 차렷하기
1. 내쉬면서 – 손끝에 있는 토닝볼을 굴리며 상체 올라오기
2. 마시고 내시면서 – 오른쪽 손끝에 있는 토닝볼이 밀어 몸통 옆으로 구부리기
3. 마시면서 – 처음 자세로 일찍선으로 돌아오기
4. 내쉬면서 – 왼쪽 손끝을 밀면서 몸통 구부리기
5. 마시면서 – 처음 자세로 돌아오기

Tip
- 턱과 가슴사이 간격을 유지하며 올라오기
- 목이 길어진다는 느낌으로 어깨가 거상되지 않게 주의
- 코어활성화를 위해 무릎 사이에 미니볼을 끼기
- 골반의 후방경사가 되지 않게 중립 유지하기

Variation. 1 손바닥이 천장쪽을 보게 들고, 사이드 밴딩 하기

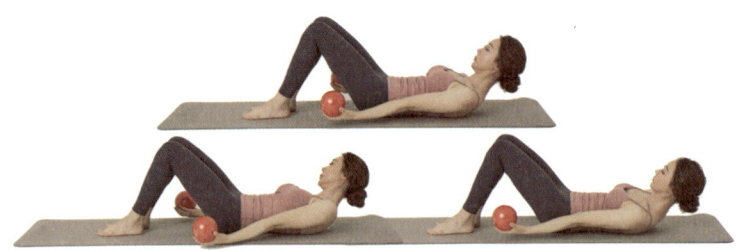

오블리큐 업도미날2
(Oblique Abdominal 2)

Supine

Target 코어강화(복사근)

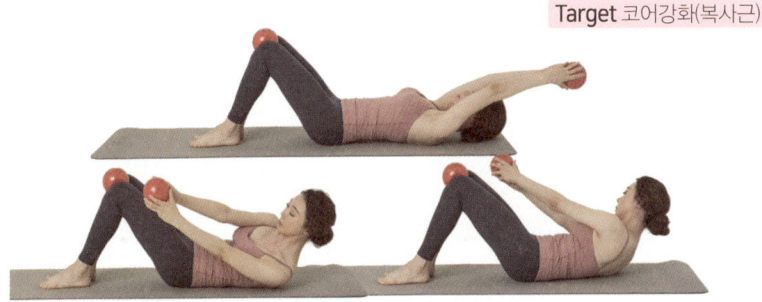

준비자세: 무릎을 접어 골반과 척주를 중립으로 두고, 볼 한개를 양손으로 잡고 앞으로 나란히
1. 마시면서 - 척주의 중립을 유지하며 손이 바닥에 닿지 않게 머리위로 만세
2. 내쉬면서 - 골반과 다리가 움직이지 않게 상체를 비틀며 대각선으로 올라오기
3. 마시면서 - 처음 자세로 앞으로 나란히
4. 양쪽 번갈아 진행

Tip
- 반동을 주어 올라오기
- 턱과 가슴사이 간격을 유지히며 올라오기
- 목이 길어진다는 느낌으로 어깨가 거상되지 않게 주의
- 골반의 후방경사가 되지 않게 중립 유지하기

Variation. 1 손을 뻗는쪽 다리를 들으며 복사근 운동 진행

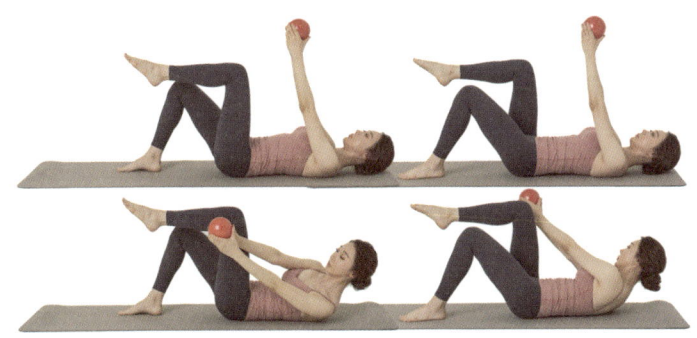

크리스 크로스
(Criss Cross)

Supine

Target 코어강화(복사근)/ 코어와 상지, 하지의 협응력 향상

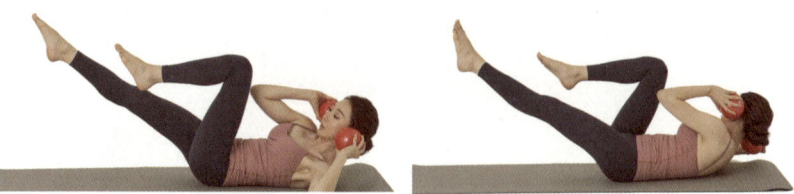

준비자세: 테이블탑 자세에서 볼을 들고 귀옆에 손 하기
1. 내쉬면서 – 상체 올리기
2. 마시고 내시면서 – 오른쪽 팔꿈치와 왼쪽 무릎을 터치하기
3. 마시면서 – 처음자세로 돌아오기
4. 내쉬면서 – 왼쪽 팔꿈치와 오른쪽 무릎을 터지 하기

Tip
- 턱과 가슴사이 간격을 유지하며 올라오기
- 어깨가 거상되지 않게 주의
- 골반이 좌우로 움직이지 않고, 후방경사가 되지 않게 중립 유지하기

Supine

헌드레드
(Hundred)

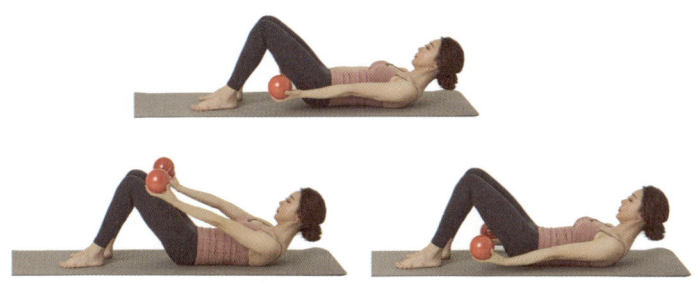

Target 코어강화/ 코어와 상지의 협응력 향상

준비자세: 무릎을 접어 골반과 척주를 중립으로 두고, 볼을 잡아 손바닥이 천장을 바라보게 양손차렷

1. 마시면서 – 손등이 바닥에 닿지않게 들기
2. 내쉬면서 – 천천히 상체 올라오기
3. 마시면서 – 5번 호흡을 마시면서 손을 상하로 가볍게 흔들기
4. 내쉬면서 – 5번 호흡을 내쉬면서 손을 상하로 가볍게 흔들기

Tip

- 턱과 가슴사이 간격을 유지하며 올라오기
- 어깨가 거상되지 않게 주의
- 코어활성화를 위해 무릎 사이에 미니볼을 끼기
- 골반의 후방경사가 되지 않게 중립 유지하기
- 손을 번갈아 하며 흔들기

Variation. 1 손바닥이 바닥을 보며 헌드레드 진행 하기

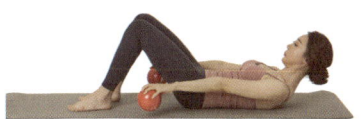 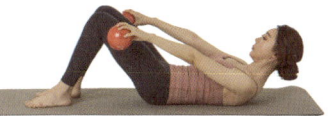

Toning Ball

컬업 위드 바이셉스 컬
(Curl Up with Biceps Curl)

Supine

Target 코어 강화/ 이두근 강화/ 코어와 상체의 협응력 강화

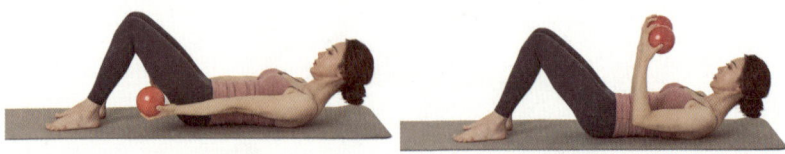

준비자세: 무릎을 접고 누워 손바닥이 천장을 바라보게 양손 들어 차렷
1. 내쉬면서 – 손등을 바닥에서 띄어 상체 세우기
2. 마시고 내시면서 – 볼을 얼굴쪽으로 당겨 팔꿈치가 바닥에 닿지않게 구부리기
3. 마시면서 – 처음 자세로 돌아오기

Tip
- 턱과 가슴사이 간격을 유지하며 올라오기
- 어깨가 거상되지 않게 주의
- 코어활성화를 위해 무릎 사이에 미니볼을 끼기
- 골반의 후방경사가 되지 않게 중립 유지하기

Variation. 1 상체를 들지 않고 팔꿈치만 구부리기

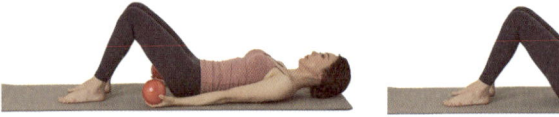

Variation. 2 상체를 세워 손을 번갈아 움직이기

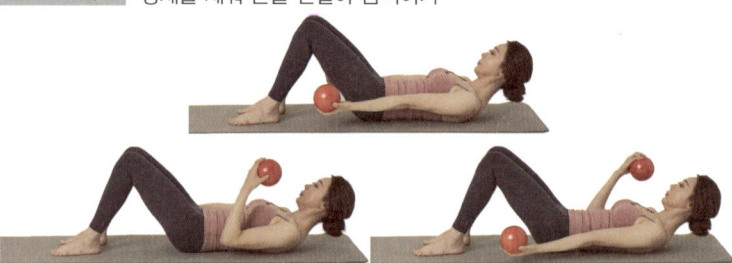

트라이셉스
(Triceps)

Supine

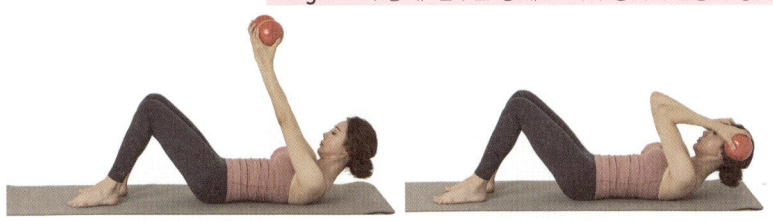

Target 코어 강화/ 삼두근 강화/ 코어와 상체의 협응력 강화

준비자세: 무릎을 접어 골반과 척주를 중립으로 두고, 볼을 양손 앞으로 나란히 하기
1. 내쉬면서 – 상체 올리기
2. 마시면서 – 볼을 얼굴쪽으로 가져와 팔꿈치 구부리기
3. 내쉬면서 – 상체를 유지하며, 양팔 앞으로 나란히
4. 마시면서 – 상체 내려오기

Tip
- 턱과 가슴사이 간격을 유지하며 올라오기
- 어깨가 거상되지 않게 주의
- 코어활성화를 위해 무릎 사이에 미니볼을 끼기
- 골반의 후빙경사가 되지 않게 중립 유지하기

Variation. 1 상체 내리고 진행

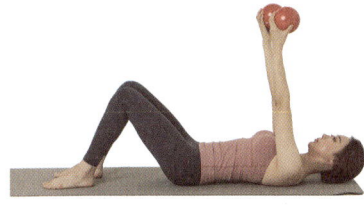
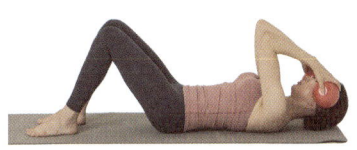

Toning Ball

원 레그 스트레치
(One Leg Stretch)

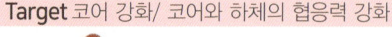

Supine

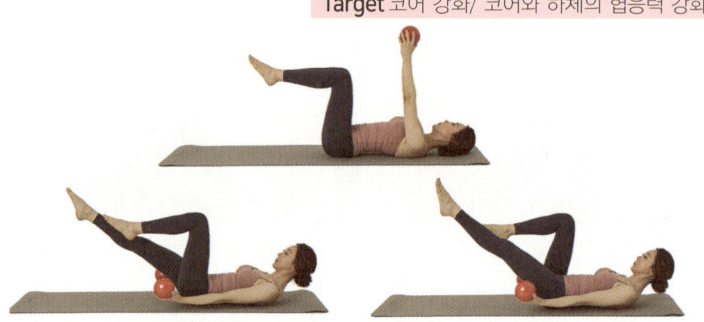

Target 코어 강화/ 코어와 하체의 협응력 강화

준비자세: 테이블탑 자세에서 볼을 잡고 양손 앞으로 나란히 하기
1. 마시고, 내쉬면서 – 양손을 차렷하며, 오른쪽 다리를 대각선으로 뻗기
2. 마시면서 – 다리를 다시 테이블탑으로 만들며 양손 앞으로 나란히 하기
3. 내쉬면서 – 반대쪽 다리를 대각선으로 뻗으며 왼쪽다리 대각선으로 뻗기
4. 마시면서 – 처음 자세로 돌아오기

Tip
- 턱과 가슴사이 간격을 유지하며 올라오기
- 어깨가 거상되지 않게 주의
- 골반의 후방경사가 되지 않게 중립 유지하기

Variation. 1 손을 들고 원레그 스트레치

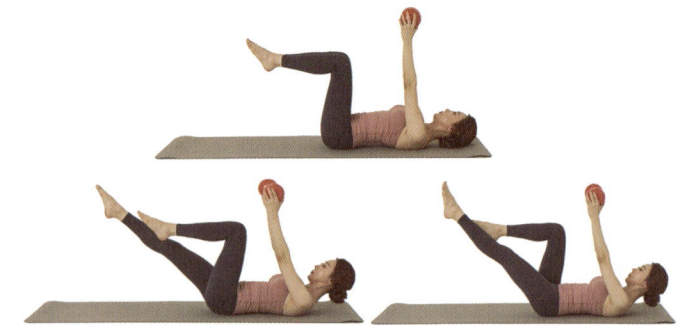

Supine

더블 레그 스트레치
(Double Leg Stretch)

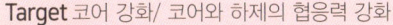
Target 코어 강화/ 코어와 하제의 협응력 강화

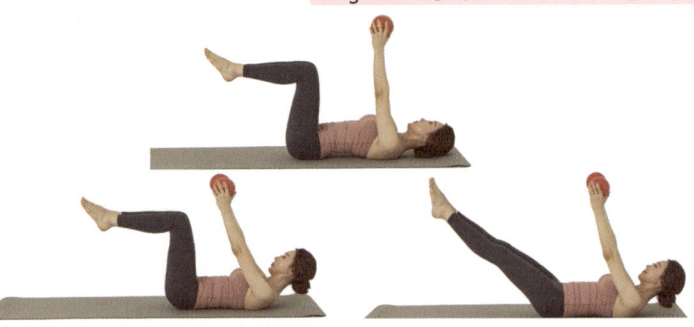

준비자세: 테이블탑 자세에서 볼을 잡고 앞으로 나란히
1. 내쉬면서 - 상체 올리기
2. 마시고 내쉬면서 - 양쪽 다리를 대각선으로 뻗기
3. 마시면서 - 다리를 다시 테이블탑으로 만들기

Tip
- 턱과 가슴사이 간격을 유지하며 올라오기
- 어깨가 거상되지 않게 주의
- 코어활성화를 위해 무릎 사이에 미니볼을 끼기
- 골반의 후방 도는 전방경사가 되지 않게 중립 유지하기

Variation. 1
손을 앞으로 나란히 하고 만세하며 더블 레그 스트레치

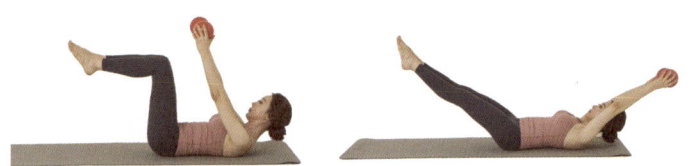

Toning Ball

컬업3
(Curl Up 3)

Supine

Target 코어활성화

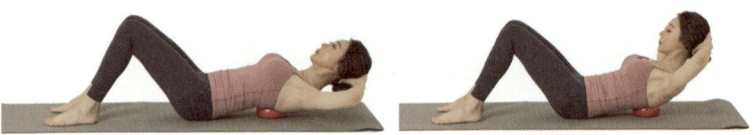

준비자세: 양쪽 견갑하각의 중앙에 볼 하나를 두고 양손을 머리뒤로 준비하기
1. 내쉬면서 – 턱과 가슴의 간격을 유지하며 롤업하기
2. 마시면서 – 처음자세로 돌아오기

Tip
- 턱과 가슴사이 간격을 유지하며 올라오기
- 어깨가 거상되지 않게 주의
- 골반의 후방경사가 되지 않게 중립 유지하기

Variation. 1   등에 볼을 두고 크리스 크로스

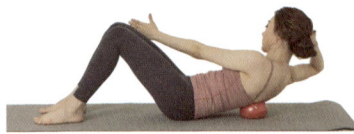 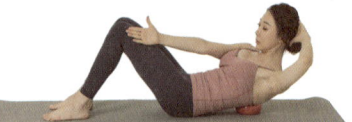

스파인 트위스트
(Spine Twist)

Supine

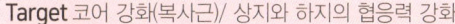
Target 코어 강화(복사근)/ 상지와 하지의 협응력 강화

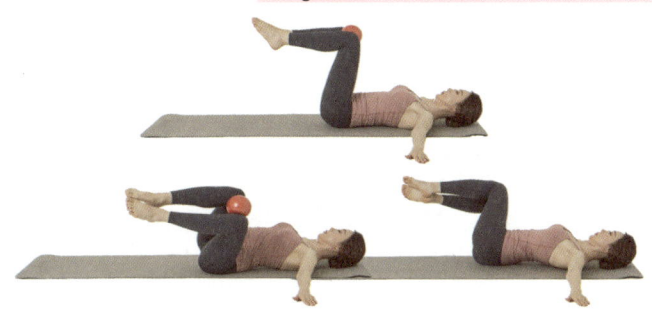

준비자세: 테이블탑 자세에서 무릎사이에 볼을 두고, 양손 옆으로 나란히 하기
1. 내쉬면서 – 양쪽 등이 바닥에서 떨어지지 않게 유지하며 무릎을 옆으로 기울기
2. 마시면서 – 처음자세로 돌아오기
3. 내쉬면서 – 양쪽 무릎을 반대쪽으로 기울이기

Tip
- 등이 지면에서 떨어지지 않게 주의
- 목이길어진다는 느낌으로 어깨가 거상되지 않게 주의
- 골반의 후방 또는 전방경사가 되지 않게 중립 유지하기

Toning Ball

롤오버해드
(Rollover Head)

Supine

Target 척주의 유연성 증가/ 코어강화

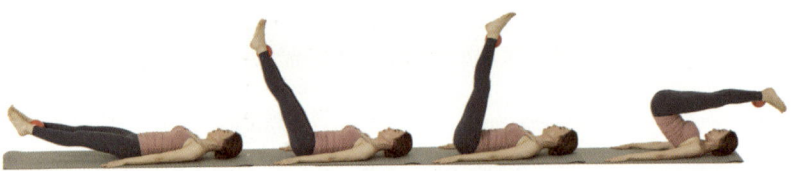

준비자세: 발목 사이에 토닝볼을 두고 눕기
1. 마시고서 – 무릎을 피며 양쪽 발을 천장쪽으로 가져오기
2. 내쉬면서 – 엉덩이를 들며 발끝을 머리위로 가져와 리버스 롤업하기
3. 마시면서 – 등이 늘어나게 호흡넣기
4. 내쉬면서 – 턱이 들리지 않게 천천히 처음자세로 내려오기

Tip

- 목이길어진다는 느낌으로 어깨가 거상되지 않게 주의
- 턱이 들리지 않게 주의
- 양팔로 지면을 지지하여 동작하기

원 레그 서클
(One Leg Circle)

Supine

Target 코어강화/ 고관절의 가동성 향상/ 코어와 하지의 협응력 향상

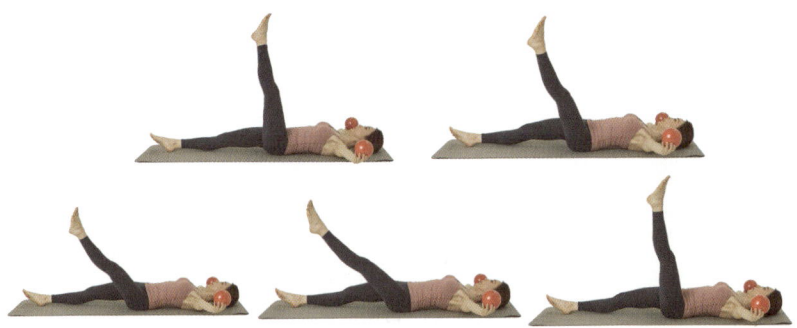

준비자세: 한쪽 다리를 천장쪽으로 길게 피고 볼을 잡아 손바닥이 천장을 쪽 향하게 옆으로 나란히

1. 마시고, 내쉬면서 – 몸통이 흔들리지 않게 뻗은 다리고 원 그리기(시계방향, 반시계방향 모두 진행)

Tip
- 목이길어진다는 느낌으로 어깨가 거상되지 않게 주의
- 지지하고 있는 다리가 흔들리지 않게 주의
- 양손을 지면에서 떨어트려 코어잡기

Variation. 1 무릎을 구부리고 진행

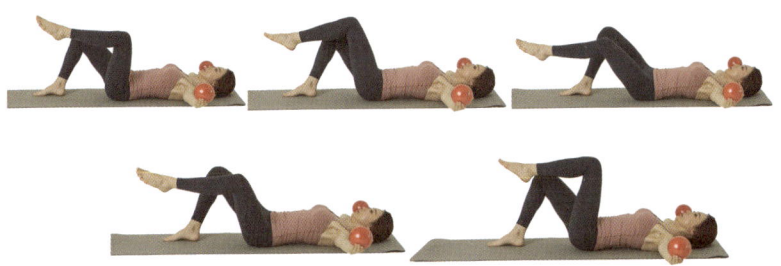

Toning Ball

얼터네이티브 암 위드 브릿지
(Alternative Arm with Bridge)

Supine

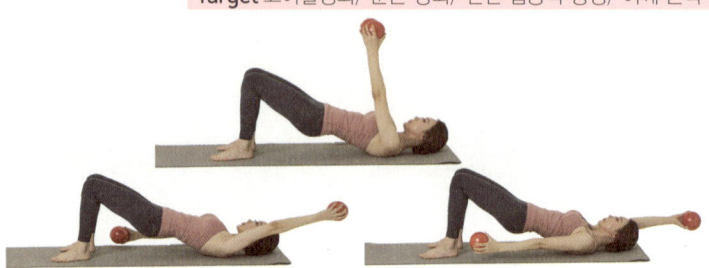

Target 코어활성화/ 둔근 강화/ 전신 협응력 향상/ 어깨 근육 강화

준비자세: 브릿지 자세에서 공을 들고, 양손이 마주보게 앞으로 나란히
1. 내쉬면서 – 손이 바닥에 닿지 않게 한 손을 머리 위, 다른 한 손은 골반 옆에 차렷
2. 마시면서 – 앞으로 나란히
3. 내쉬면서 – 반대로 동작 진행 하기

Tip
- 어깨가 거상되지 않게 주의
- 브릿지 동작시 척추 분절하며 골반 올리기
- 무릎이 벌어지지 않게 주의

Variation. 1 브릿지 상태에서 양손 오픈하기

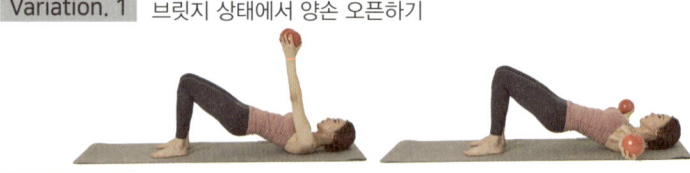

Variation. 2 브릿지 상태에서 한 손 오픈하기

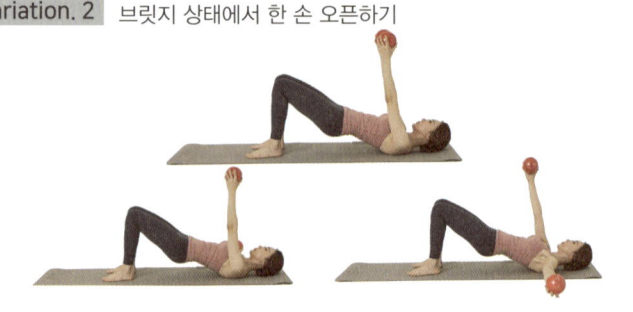

브릿지 위드 원레그 리프트
(Bridge with One Leg Lift)

Supine

Target 코어활성화/ 둔근 강화/ 전신 협응력 향상/ 어깨 근육 강화

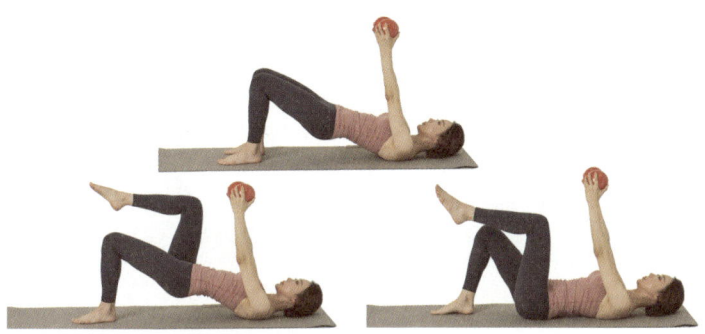

준비자세: 브릿지 자세에서 볼을 들고 양손 앞으로 나란히 하기
1. 내쉬면서 – 엉덩이 떨어지지 않게 한쪽 다리 테이블탑 만들기
2. 마시고, 내쉬면서 – 다리 원래대로 두기
3. 내쉬면서 – 반대쪽 다리 진행

Tip
- 어깨가 거상되지 않게 주의
- 브릿지 동작시 척추 분절하며 골반 올리기
- 무릎이 벌어지지 않게 주의

Variation. 1 브릿지 상태에서 몸이 흔들리지 않게 양팔로 큰 원 그리기

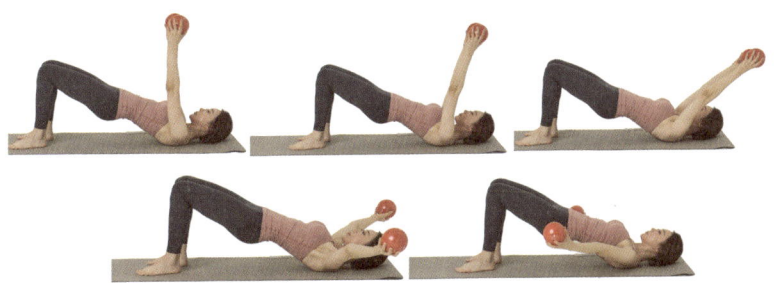

Toning Ball

원 레그 슬라이드
(One Leg Slide)

Supine

Target 코어강화(하복부)/ 코어와 하지의 협응력 향상

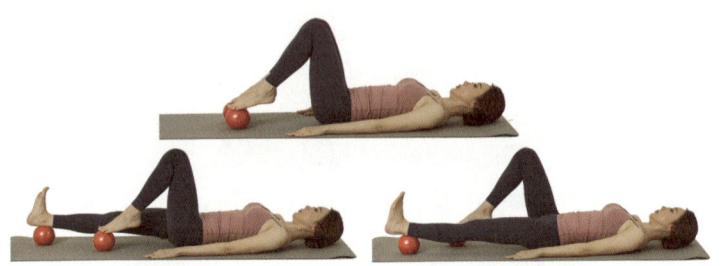

준비자세: 양쪽 발끝 밑에 볼을 두고 무릎을 접어 골반과 척주를 중립 만들기
1. 내쉬면서 – 척주의 중립을 유지하여, 한쪽 다리로 공을 굴리며 무릎을 피고, 발목 배측 줄곡 만들기
2. 마시고, 내쉬면서 – 천천히 몸통이 움직이지 않게 처음자세로 만들기

Tip
- 골반의 중립상태 유지하며 진행하기
- 다리를 뻗으며 발목을 배측굴곡하고, 뒷꿈치가 길어진다는 느낌

Variation. 1 발끝에 볼을 두고 누워 양쪽다리를 길게 뻗기(배측굴곡)

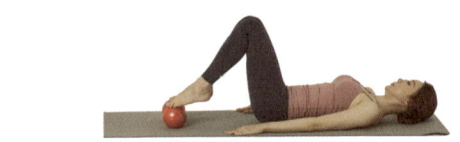

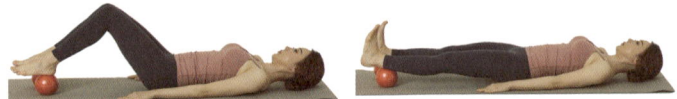

Supine

브릿지
(Bridge)

Target 코어활성화(하복부)/ 둔근강화/ 코어와 하지의 협응력 향상

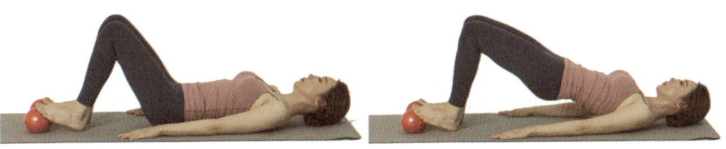

준비자세: 뒷 꿈치가 바닥에 닿은 상태에서 양쪽 발바닥 밑에 볼을 두고 무릎을 접어 골반과 척주를 중립 만들기

1. 내쉬면서 - 척주 분절하며, 천천히 엉덩이부터 올리기
2. 마시고 내시면서 - 등부터 천천히 분절하며 내려오기

Tip
- 어깨가 거상되지 않게 주의
- 브릿지 동작시 척추 분절하며 골반 올리기
- 무릎이 벌어지지 않게 주의
- 양쪽 팔로 바닥을 지지하여 브릿지 보조하기

Variation. 1 브릿지하고 뒷꿈치 들기(힐업)

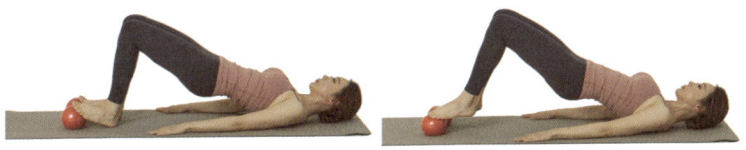

Variation. 2 발이 바닥에 닿지않게 유지하며 브릿지하기

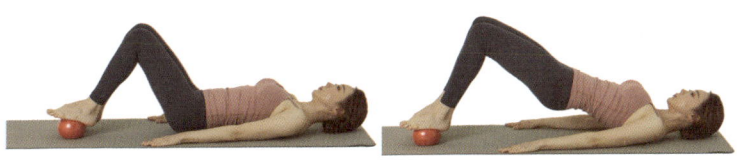

Toning Ball

브릿지 위드 원레그 슬라이드
(Bridge with One Leg Slide)

Supine

Target 코어활성화/ 둔근강화/ 코어와 하지의 협응력 향상

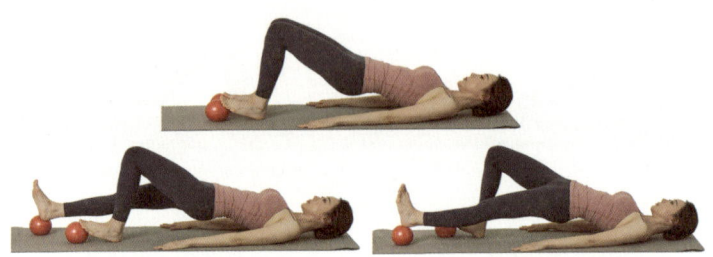

준비자세: 양쪽 발끝 밑에 볼을 두고 무릎을 접어 골반과 척주를 중립만들기
1. 내쉬면서 – 분절하며 엉덩이부터 롤업으로 올라오기
2. 마시면서 – 브릿지 상태를 유지하며, 오른쪽 발로 볼을 굴리며 무릎을 길게 뻗기
3. 내쉬면서 – 브릿지 상태를 유지하며, 뻗은 다리를 원래대로 가져오기
4. 마시면서 – 왼쪽 발 길게 뻗기
5. 내쉬면서 – 처음자세로 돌아오기

Tip
- 브릿지 동작시 척추 분절하며 골반 올리기
- 무릎이 벌어지지 않게 주의
- 양쪽 팔로 바닥을 지지하여 브릿지 보조하기
- 다리를 뻗으며 발목을 배측굴곡하고, 뒷꿈치가 길어진다는 느낌

Toning Ball

토닝볼 사이드 자세 운동법
(Toning Ball-Sidelying)

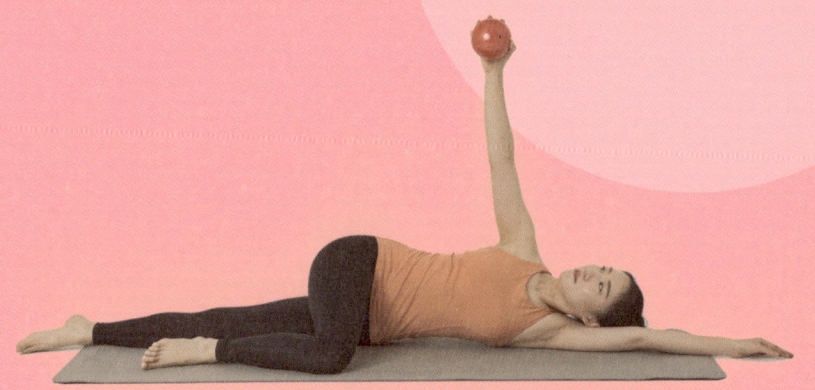

프로트렉션 & 리트렉션
(Protraction & Retraction)

Sidelying

Target 견갑의 가동성 향상/ 흉추 가동성 향상

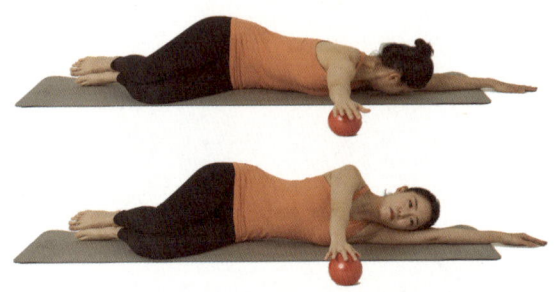

준비자세: 한 손을 팔배개 하고 옆으로 누워 골반과 척주를 중립으로 두기. 오른손을 앞으로 나란히 하며, 손 바닥 밑에 볼을 두기
1. 마시면서 – 볼을 굴려 견갑골 내측연이 늘어나게 손을 앞으로 뻗기
2. 내쉬면서 – 견갑골이 모이게 처음 자세로 돌아오기

Tip
- 골반이 앞, 뒤로 기울지 않게 중립유지하기
- 팔이 길어진다는 느낌으로 하기

흉추 로테이션
(Thoracic Rotation)

Sidelying

Target 흉추 가동성 향상

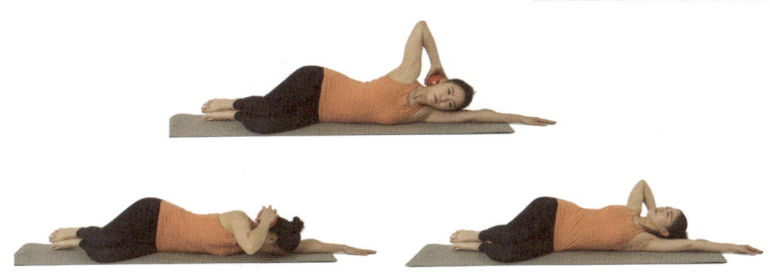

준비자세: 오른손에 잡은 볼을 머리뒤에 두고 옆으로 눕기
1. 마시면서 – 상체를 앞으로 숙이며 상체 로테이션하기
2. 내쉬면서 – 상체를 돌리며 가슴이 천장을 볼수 있게 로테이션하기

Tip
- 골반이 앞, 뒤로 기울지 않게 중립유지하기
- 팔꿈치가 길어진다는 느낌으로 어깨긴장 풀기

Variation. 1 볼을 잡을 손을 허리 뒤로 뒷짐을 지고 진행

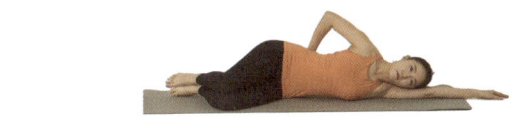

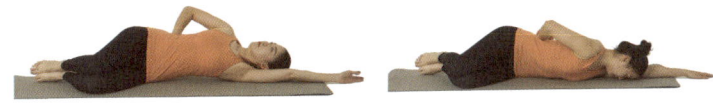

Toning Ball

Sidelying

암 플렉션 & 익스텐션
(Arm Extention & Flextion)

Target 코어 활성화/ 어깨 강화와 안정화

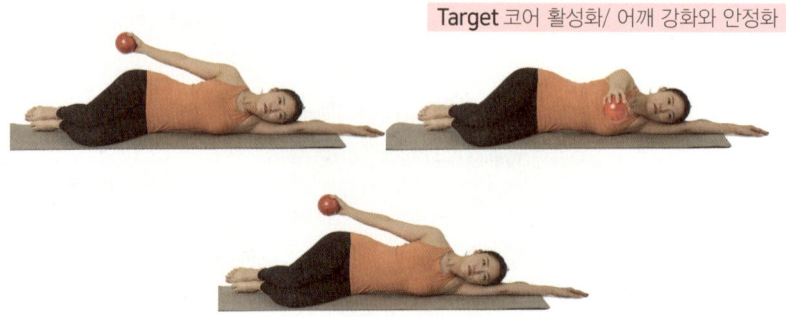

준비자세: 왼손으로 팔배개하고, 오른손은 볼을 들고 차렷하여 옆으로 눕기
1. 마시면서 – 오른손을 어깨 높이로 유지하며 앞으로 나란히하기
2. 내쉬면서 – 몸통이 흔들리지 않게 손높이를 유지하며 몸뒤로 보내기
3. 마시면서 – 처음 자세로 돌아오기

Tip
- 어깨가 거상되지 않게 손이 앞, 뒤로 길어진다고 생각하기
- 골반이 앞, 뒤로 기울지 않게 중립유지하기

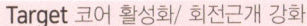

Sidelying

원암 서클
(One Arm Circle)

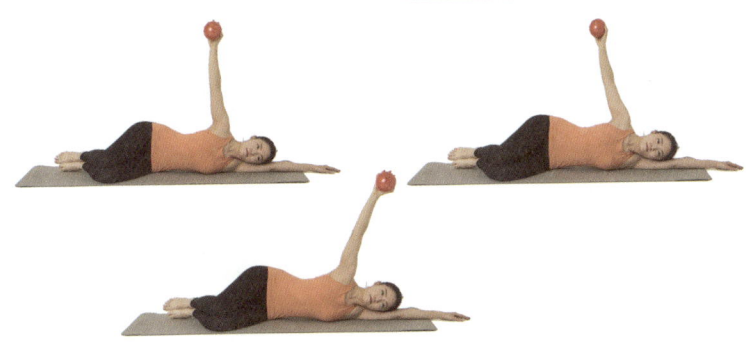

Target 코어 활성화/ 회전근개 강화

준비자세: 왼손으로 팔베개하고 옆으로 누워, 오른손은 천장쪽으로 뻗어 준비하기
1. 마시고, 내쉬면서 – 몸통이 흔들리지 않을 정도로 뻗고있는 손으로 얼굴크기로 원 그리기
2. 마시고, 내쉬면서 – 반대 방향으로 원그리기

Tip
- 손이 천장쪽으로 길어진다고 생각하기
- 골반이 앞, 뒤로 기울지 않게 중립유지하기

Variation. 1 원의 크기를 크게하기

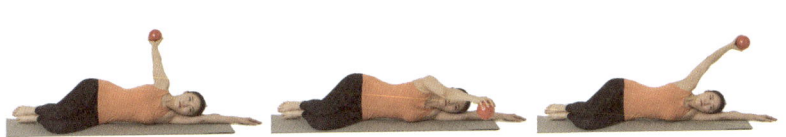

스파인 로테이션
(Spine Rotation)

Sidelying

Target 코어활성화/ 흉추 가동성 향상

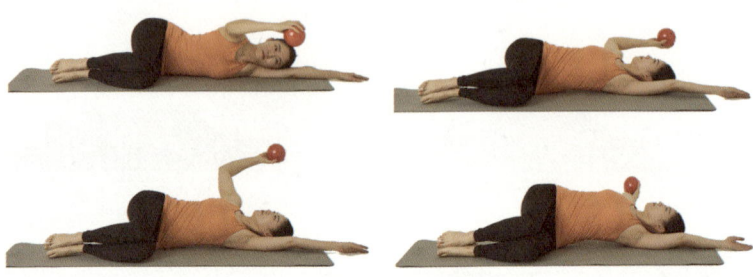

준비자세: 고관절과 무릎의 각도는 90도로 만들고, 오른손에 볼을 잡고 팔꿈치를 구부려 가슴앞에 두기

1. 내쉬면서 – 손만 뒤로 넘어가지 않고, 가슴이 천장을 볼 수 있게 흉추 돌리기
2. 마시면서 – 가슴이 더 늘어날 수 있게 버티기
3. 내쉬면서 – 처음 자세로 돌아오기

Tip
- 골반이 앞, 뒤로 기울지 않게 중립유지하기
- 팔만 뒤로 가지 않게 몸통 회전하기

Variation. 1 한쪽 다리를 길게 펴고 흉추회전 진행

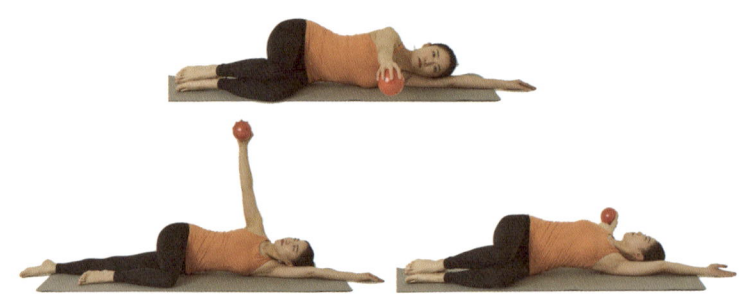

Sidelying

클램 위드 원암 오픈
(Clam with One Arm Open)

Target 코어 활성화/ 어깨 강화/ 둔근강화/ 상지와 하지의 협응력 향상

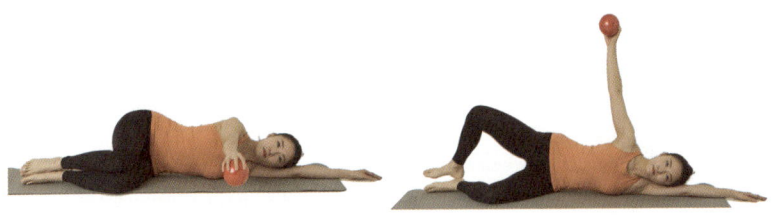

준비자세: 오른손으로 공을잡고 앞으로 나란히 하고, 발바닥과 엉덩이가 일직선이 되게 옆으로 눕기

1. 내쉬면서 – 공을 잡고있는 팔은 수평외전과, 위쪽 무릎을 천장쪽으로 동시에 움직이기
2. 마시면서 – 처음 자세로 돌아오기

Tip

- 골반이 앞, 뒤로 기울지 않게 중립유지하며 고관절만 움직이기
- 어깨가 거상되지 않게 주의
- 손이 천장쪽으로 길어진다고 생각하기

트라이셉스
(Triceps)

Sidelying

Target 코어 활성화/ 어깨 안정화/ 삼두근 강화

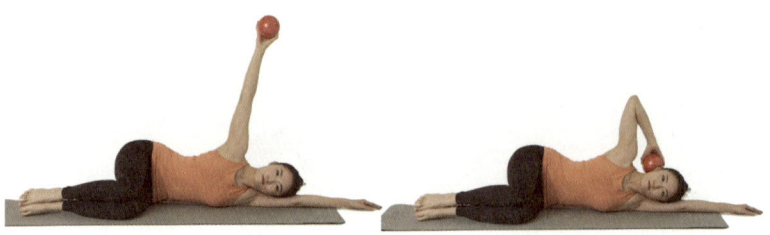

준비자세: 고관절과 무릎의 각도는 90도로 만들고, 오른손에 볼을 잡고 머리위 대각선으로 뻗기
1. 마시면서 - 어깨가 움직이지 않게 팔꿈치 구부리기
2. 내쉬면서 - 어깨가 움직이지 않게 처음 자세로 돌아오기

Tip
- 허리가 전만되지 않게 주의
- 어깨가 거상되지 않게 주의
- 골반이 뒤로 기울지 않게 주의
- 턱이 들리지 않게 주의

숄더 익스터널 로테이션
(Shoulder External Rotation)

Sidelying

Target 코어 활성화/ 어깨 강화와 안정화/ 어깨외회전근 강화

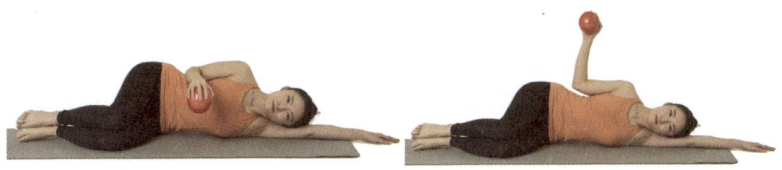

준비자세: 고관절과 무릎의 각도는 90도로 만들고, 오른손에 볼을 잡고 팔꿈치를 구부려 가슴앞으로 두기
1. 내쉬면서 - 팔꿈치를 몸에 밀착 시키며 외회전 하기
2. 마시면서 - 팔꿈치 높이 만큼 손 내리기

Tip
- 허리가 전만되지 않게 주의
- 어깨가 거상되지 않게 주의
- 골반이 뒤로 기울지 않게 주의
- 턱이 들리지 않게 주의

Variation. 1 클램과 숄더익스터널 로테이션같이 진행

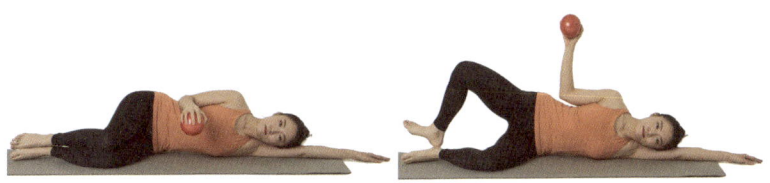

Toning Ball

클램쉘
(Clamshell)

Sidelying

Target 코어 활성화/ 둔근 강화

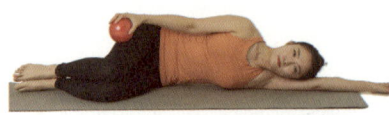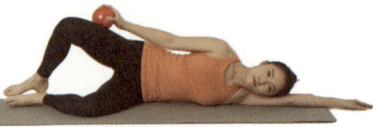

준비자세: 발바닥과 엉덩이가 일직선이 되게 옆으로 누워 오른손으로 공을 잡고 허벅지 위에 올려두기

1. 내쉬면서 – 몸이 흔들리지 않게 허벅지로 공을 밀어 올린다는 느낌으로 위쪽 무릎만 천장쪽으로 올리기
2. 마시면서 – 처음자세로 돌아오기

Tip
- 골반이 앞, 뒤로 기울지 않게 중립유지하기
- 볼을 잡고있는 어깨에 힘들어 가지 않게 주의

Variation. 1 무릎 뒤에 볼을 두고 클램쉘

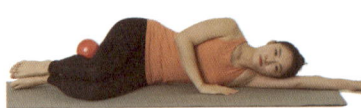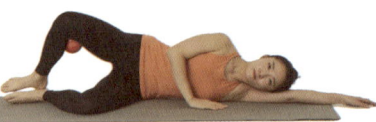

Variation. 2 발을 떼고 클램쉘

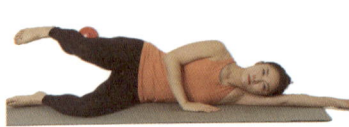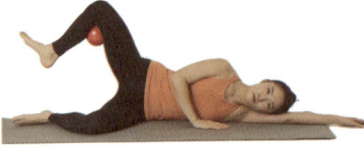

Sidelying

리버스 클램쉘
(Reverse Clamshell)

Target 코어 활성화, 둔근 강화(소둔근)

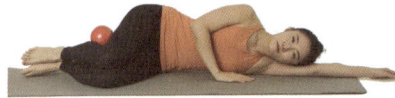 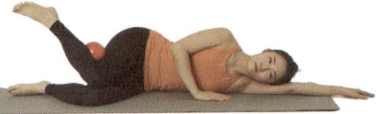

준비자세: 오른쪽 무릎뒤에 토닝볼을 끼고, 발바닥과 엉덩이가 일찍선이 되게 옆으로 눕기
1. 내쉬면서 - 몸이 흔들리지 않게 볼이 떨어지지 않게 유지하며 오른쪽 발목을 천장으로 올리기
2. 마시면서 - 처음자세로 돌아오기

Tip
- 허리가 전만되지 않게 주의
- 골반이 앞, 뒤로 기울지 않게 중립유지하기

Variation. 1 다리를 골반넓이로 들어 올려 리버스 클램쉘 신행

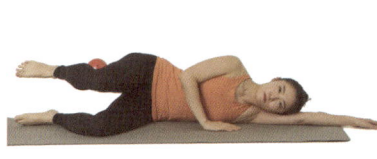 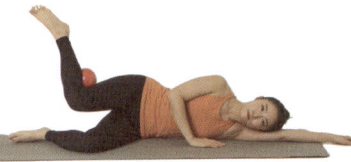

Variation. 2 사이드 플랭크하며 클램쉘 진행

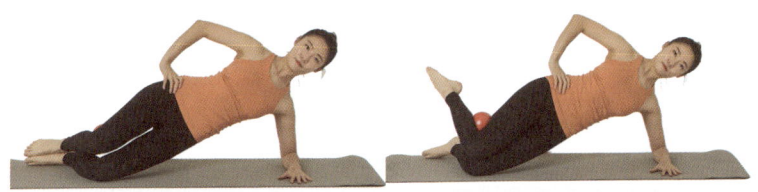

Toning Ball

클렘쉘
(Clamshell)

Sidelying

Target 코어강화/ 측면근육 강화/ 둔근 강화/ 어깨 강화와 안정화

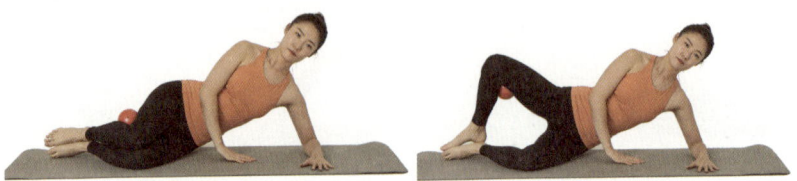

준비자세: 무릎뒤에 공을 두고, 무릎을 접어 사이트 플랭만들기
1. 내쉬면서 - 상체가 무너지지 않게 유지하며, 오른쪽 무릎을 천장으로 올리기
2. 마시면서 - 처음자세로 돌아오기

Tip
- 허리가 전만되지 않게 주의
- 지지하고 있는 어깨가 거상되지않게 바닥과 몸이 멀어진다는 느낌으로 푸쉬하기
- 골반이 앞, 뒤로 기울지 않게 중립유지하기

Variation. 1 상체를 세워 클렘쉘 진행

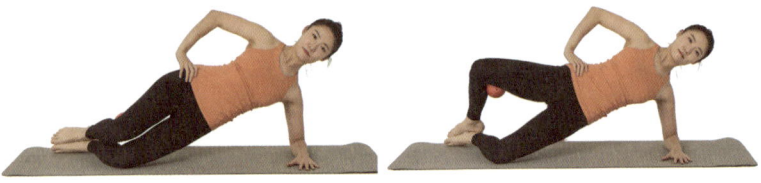

Variation. 2 사이드 플랭크 만들어 리버스 클렘쉘 진행

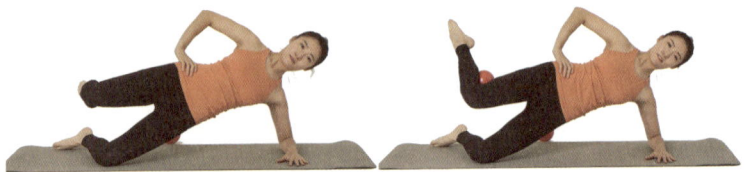

Sidelying

힙 익스텐션, 플렉션
(Hip Extention & Flextion)

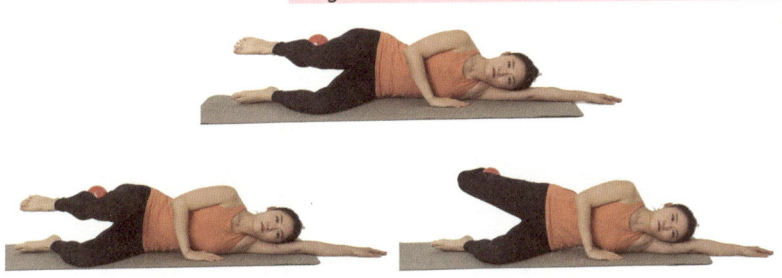

Target 코어활성화/ 고관절 신전과 굴곡근 강화/ 둔근강화

준비자세: 오른쪽 무릎으로 볼을 잡고, 골반 높이까지 무릎 들어 고관절 굴곡하며 준비
1. 마시면서 – 무릎이 골반 앞으로 올 수 있게 90도로 고관절 당기기(고관절 굴곡)
2. 내쉬면서 – 오른쪽 무릎을 골반 보다 뒤로 보내기(고관절 신전)

Tip
- 허리가 전만되지 않게 주의
- 어깨가 거상되지 않게 주의
- 골반이 앞, 뒤로 기울지 않게 중립유지하기

Variation. 1 무릎을 골반 높이로 유지하며 무릎으로 원 그리기

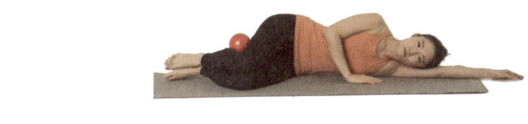

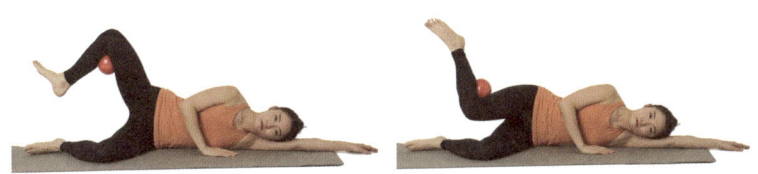

Toning Ball

원레그 리프트
(One Leg Lift)

Sidelying

Target 코어활성화/ 둔근강화

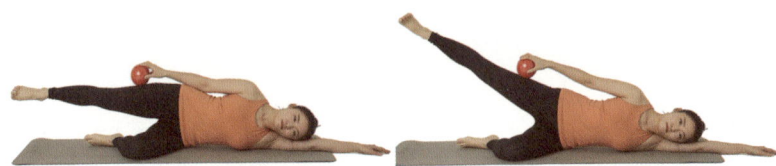

준비자세: 한 손을 팔배개 하고 옆으로 누워 골반과 척주를 중립으로 두기. 위쪽 다리를 골반 높이 만큼 뻗어, 볼을 잡고있는 다른 한 손을 허벅지 위에 올려두기
1. 내쉬면서 - 발목을 배측굴곡하며 골반높이보다 높게 천장쪽으로 올리기
2. 마시면서 - 처음자세로 돌아오기

Tip
- 골반이 앞, 뒤로 기울지 않게 중립유지하기
- 고관절 굴곡되지 않게 주의
- 볼을 잡고있는 어깨에 힘들어 가지 않게 주의

Variation. 1 볼을 다리에 올리고 다리 스윙하기

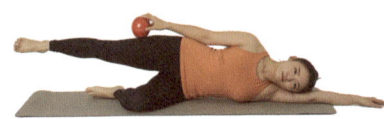 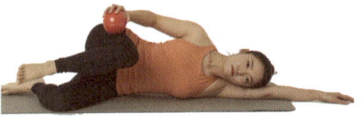

더블 레그 리프트
(Double Legs Lift)

Sidelying

Target 코어활성화/ 내전근 강화

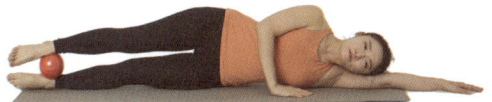

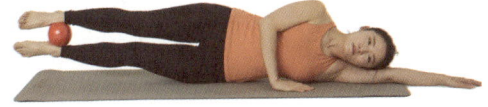

준비자세: 양쪽 발목에 볼 한 개를 넣고, 한 손을 팔배개 하여 척주를 중립으로 하여 옆으로 눕기.

1. 내쉬면서 – 몸통이 흔들리지 않게 양쪽 발을 골반높이까지 올리기
2. 마시면서 – 처음자세로 돌아오기

Tip
- 허리가 전만되지 않게 주의
- 어깨가 거상되지 않게 주의
- 골반이 앞, 뒤로 기울지 않게 중립유지하기

임산부 및 필라테스 강사를 위한 **토닝볼 PILATES 교과서**

Toning Ball

토닝볼 프론 자세 운동법
Toning Ball-Prone

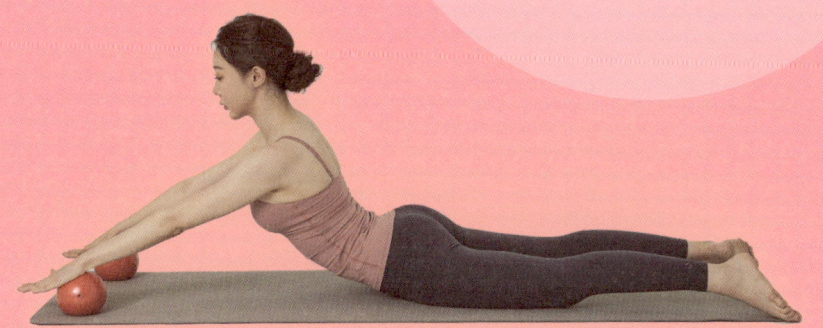

Toning Ball

브리딩
(Breathing)

Prone

Target 복부 마사지/ 횡격막 활성화/ 코어 인지

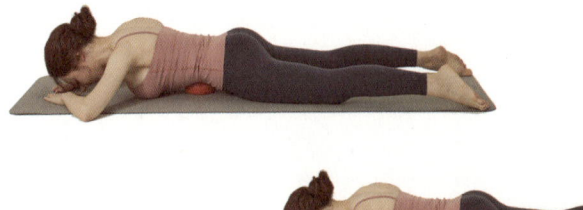

준비자세: 배꼽밑에 볼 하나를 두고 업드리기

1. 마시면서 – 복부로 볼을 밀어내며 호흡 들이마시기
2. 내쉬면서 – 볼이 배안에 들어온다는 느낌으로 힘빼기

Tip

- 어깨가 거상되지 않게 주의
- 공의 위치를 바꿔 가며 호흡 연습하기
- 복부가 풍선처럼 앞뒤, 상하, 좌우로 팽창하는 것 느끼기
- 골반이 전방경사되거나 후방경사되지 않게 중립유지하기

체스트업
(Chest Up)

Prone

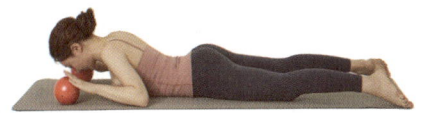

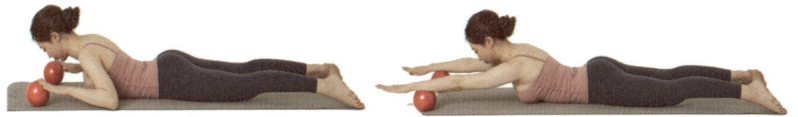

준비자세: 배를 대고 엎드리고, 팔꿈치를 구부려 양쪽 손이 귀와 어깨 사이에 위치하기, 양쪽 손바닥아래 볼 두기
1. 마시면서 - 허리가 꺾이지 않을 정도로 볼을 누르며 상체를 띄우기
2. 내쉬면서 - 상체를 유지하고 볼을 굴려 양손 앞으로 나란히
3. 마시면서 - 상체를 유지하고 팔꿈치를 당겨 오기
4. 내쉬면서 - 처음자세로 상체 내리기

Tip
- 허리가 과한 전방경사 되지 않게 코어와 둔근에 힘주기
- 어깨가 거상되지 않게 주의
- 머리부터 발끝까지 길게 늘린다는 느낌으로 진행

Toning Ball

스완 프레스
(Swan Press)

Prone

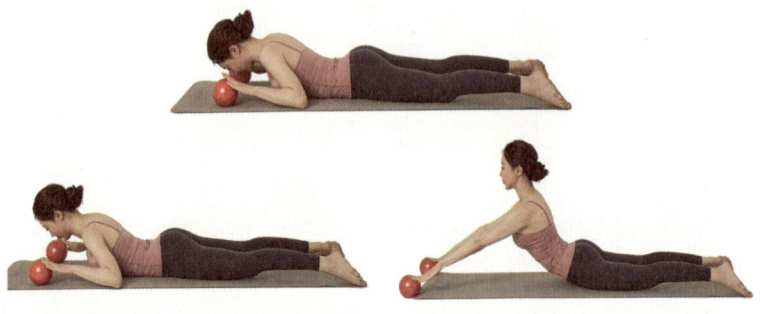

Target 코어활성화/ 등 신전근 강화/ 둔근강화/ 견갑골 움직임 인지

준비자세: 배를 대고 엎드리고, 팔꿈치를 구부려 양쪽 손이 귀와 어깨 사이에 위치하기, 양쪽 손바닥아래 볼 두기

1. 마시면서 – 허리가 꺾이지 않을 정도로 볼을 누르며 상체를 띄우기
2. 내쉬면서 – 양손을 밀어 상체 올리기
3. 마시면서 – 키가 더 커진다는 느낌으로 양손을 더 길게 뻗기
4. 내쉬면서 – 천천히 팔꿈치를 접으며 처음자세로 내려오기

Tip

- 허리가 과한 전방경사 되지 않게 코어와 둔근에 힘주기
- 어깨가 거상되지 않게 주의
- 머리부터 발끝까지 길게 늘린다는 느낌으로 진행

스완
(Swan)

Supine

Target 코어활성화/ 등 신전근 강화/ 둔근강화/ 견갑골 움직임 인지

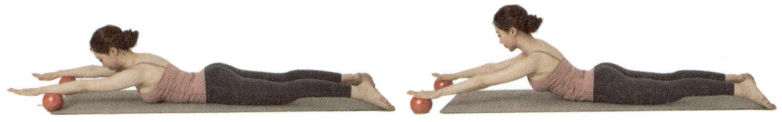

준비자세: 배를 대고 엎드려 양쪽 손 아래 볼을 두고 머리위로 만세

1. 내쉬면서 - 볼을 누르며 머리위로 길게 만세 하기
2. 마시면서 - 볼을 가볍게 눌러 팔꿈치가 구부러지지 않게 볼을 가슴방향으로 살짝 당겨 주며 머리부터 상체를 올려주기
3. 내쉬면서 - 상체를 유지하며 손바닥 아래에 있는 볼을 앞으로 밀어주기
4. 마시고 내쉬면서 - 천천히 상체 내려오기

Tip

- 허리가 과한 전방경사 되지 않게 코어와 둔근에 힘주기
- 어깨가 거상되지 않게 주의
- 머리부터 발끝까지 길게 늘린다는 느낌으로 진행

Variation. 1 스완동작을 유지하며 한쪽 다리씩 올리기

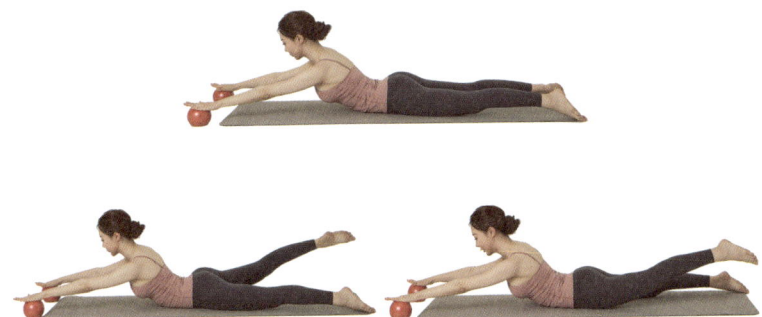

Toning Ball

스완 아이-쉐입
(Swan I-Shape)

Prone

Target 코어활성화/ 등 신전근 강화/ 둔근강화/ 견갑골 움직임 인지

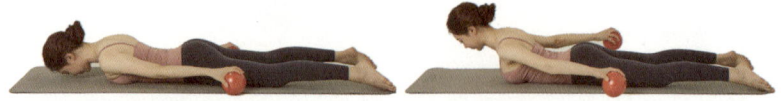

준비자세: 배를 대고 엎드려 손등이 천장을 보게 양손으로 볼을 잡고 "A" 자세로 팔을 뻗기
1. 내쉬면서 – 상체와 양손을 지면에서 띄어 올라오기
2. 마시면서 – 처음 자세로 천천히 돌아오기

Tip
- 허리가 과한 전방경사 되지 않게 코어와 둔근에 힘주기
- 어깨가 거상되지 않게 주의
- 머리부터 발끝까지 길게 늘린다는 느낌으로 진행

Variation. 1 아이쉐입으로 올라온 후 띄운상태를 유지하며 사이드 밴딩하기

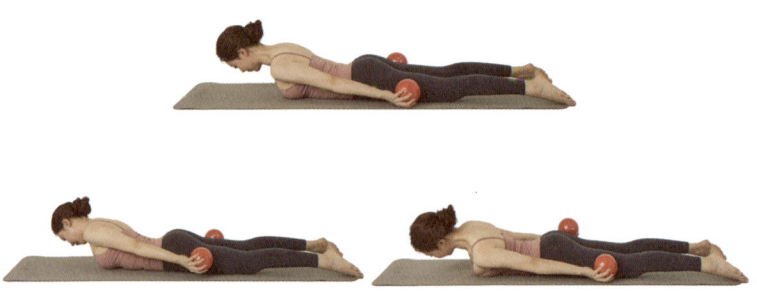

Prone

"Y" 레이즈
("Y" Raise)

Target 코어활성화/ 등 신전근 강화/ 둔근강화/ 견갑골 움직임 인지

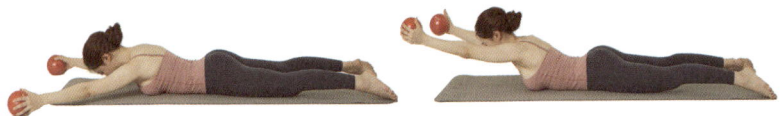

준비자세: 배를 대고 엎드려 양손에 볼을 잡과 "Y" 자세로 팔을 뻗기
1. 내쉬면서 – 상체와 양쪽 손을 들어 올리기
2. 마시면서 – 손내려 처음 자세로 만들기

Tip
- 허리가 과한 전방경사 되지 않게 코어와 둔근에 힘주기
- 어깨가 거상되지 않게 주의
- 머리부터 발끝까지 길게 늘린다는 느낌으로 진행

Variation. 1 "Y"레이즈 상태에서 팔꿈치를 구부려 "W"쉐입 만들기

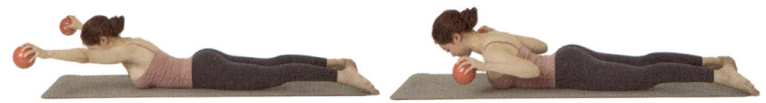

Variation. 2 "T" 레이즈 상태로 상체 띄우기

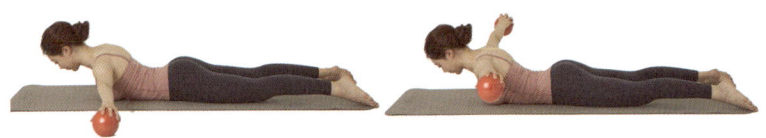

Toning Ball

Prone

햄스트링 컬
(Hamstring Curl)

Target 코어활성화/ 둔근강화

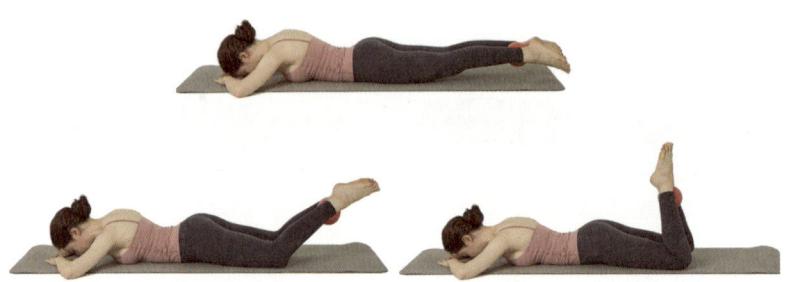

준비자세: 발목 사이에 토닝볼을 끼고, 양손을 포개서 엎드리기
1. 마시면서 - 무릎을 구부리고
2. 내쉬면서 - 뒤꿈치를 엉덩이 쪽으로 당기기

Tip
- 어깨가 거상되지 않게 주의

Variation. 1 발목사이에 볼을 잡고 다리 올리기

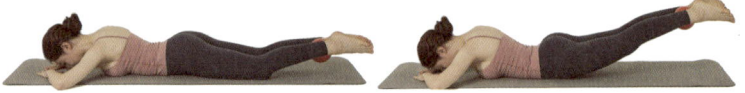

Variation. 2 발목사이에 볼을 잡고 무릎을 접에 허벅지 들어 올리기

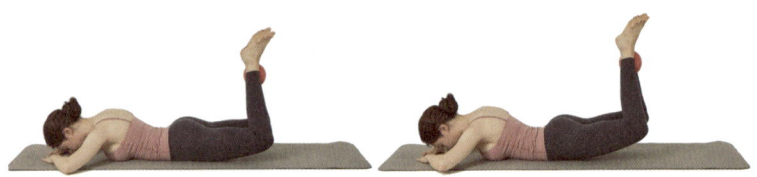

숄더 풀 다운
(Shoulder Full Down)

Prone

Target 코어활성화/ 등 신전근 강화/ 둔근강화/ 능형근 강화

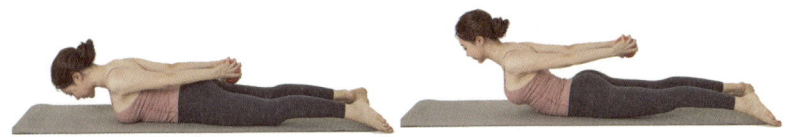

준비자세: 발목 사이에 토닝볼을 끼고, 양손을 포개서 엎드리기
1. 마시면서 - 무릎을 구부리고
2. 내쉬면서 - 뒤꿈치를 엉덩이 쪽으로 당기기

Tip
- 허리가 과한 전방경사 되지 않게 코어와 둔근에 힘주기
- 어깨가 거상되지 않게 주의
- 머리부터 발끝까지 길게 늘린다는 느낌으로 진행

Variation. 1 상체와 하체 동시에 들어올려 신전 시키기

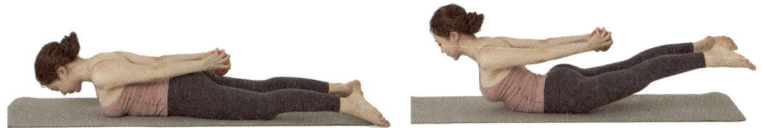

임산부 및 필라테스 강사를 위한 **토닝볼 PILATES 교과서**

Toning Ball

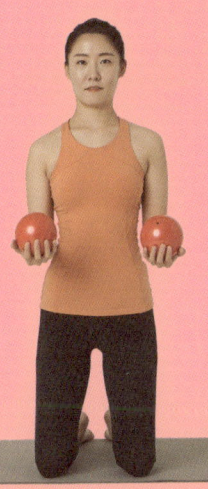

토닝볼 닐링 자세 운동법
Toning Ball-Kneeling

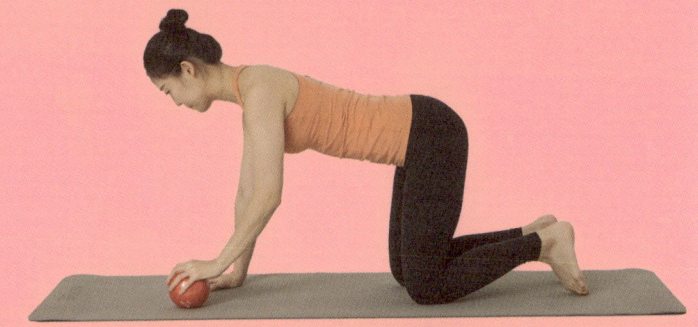

Toning Ball

90º 레이즈
(90 Degree Raise)

2Point

Target 코어안정화/ 어깨 강화와 안정화

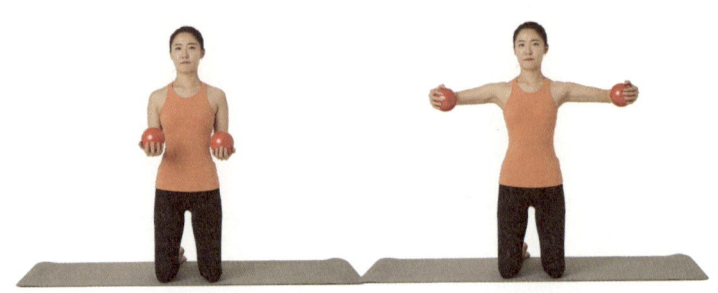

준비자세: 닐링포지션으로 골반과 척추를 중립으로 잡고, 양손에 볼 잡아 팔꿈치구부려 옆으로 나란히

1. 내쉬면서 - 팔꿈치를 펴지 않고, 어깨 높이 까지 옆으로 나란히하기
2. 마시면서 - 처음자세로 돌아오기

Tip
- 머리부터 무릎까지 길어진다는 느낌으로 몸 세우기
- 팔꿈치가 몸에서 멀어진다는 느낌으로 어깨가 거상되지 않게 주의
- 팔꿈치 각도가 변하지 않게 주의

Variation. 1 무릎을 접어 뒤로 기울인 상태에서 90° 레이즈 하기

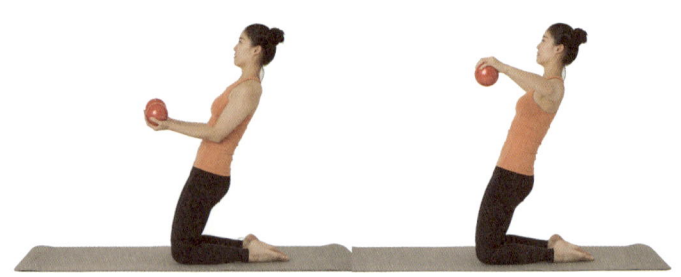

로테이터
(Shoulder Rotator Raise)

2Point

Target 코어안정화/ 어깨 강화와 안정화

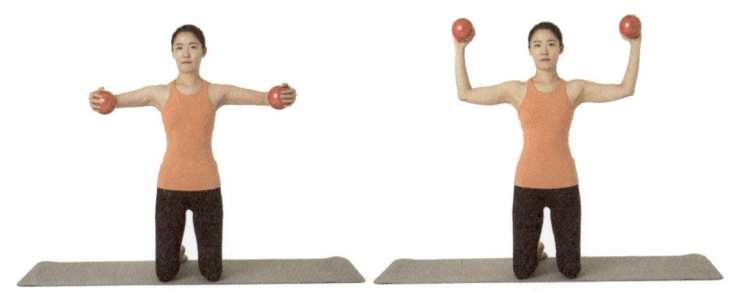

준비자세: 닐링포지션으로 골반과 척추를 중립으로 잡고, 양손에 볼 잡아 팔꿈치구부려 옆으로 나란히
1. 내쉬면서 - 팔꿈치가 떨어지지 않게 유지하며, 손을 머리 방향으로 올리기(외회전하기)
2. 마시면서 - 처음자세로 돌아오기

Tip
- 머리부터 무릎까지 길어진다는 느낌으로 몸 세우기
- 팔꿈치가 몸에서 멀어진다는 느낌으로 어깨가 기상되지 않게 주의
- 팔꿈치 각도가 변하지 않게 주의

Toning Ball

90° 오프닝
(90-Degree Opening)

2Point

Target 코어안정화/ 어깨 강화와 안정화

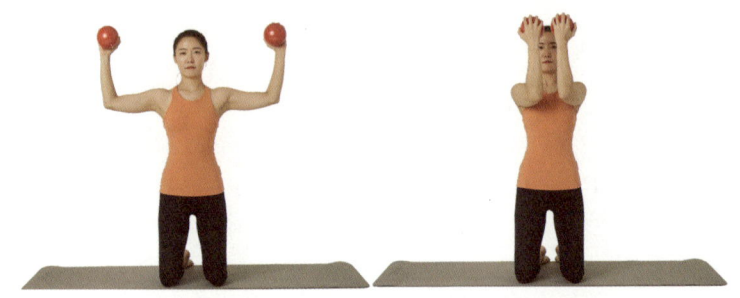

준비자세: 닐링포지션으로 골반과 척추를 중립으로 잡고, 팔꿈치를 구부려 손을 천장쪽으로 뻗기

1. 마시면서 – 팔꿈치 각도를 유지하며 양팔을 얼굴 앞으로 모으기
2. 내쉬면서 – 처음 자세로 돌아오기

Tip

- 머리부터 무릎까지 길어진다는 느낌으로 몸 세우기
- 팔꿈치가 몸에서 멀어진다는 느낌으로 어깨가 거상되지 않게 주의
- 팔꿈치 각도가 변하지 않게 주의

숄더 프레스 업
(Shoulder Press Up)

2Point

Target 코어안정화/ 어깨 강화와 안정화

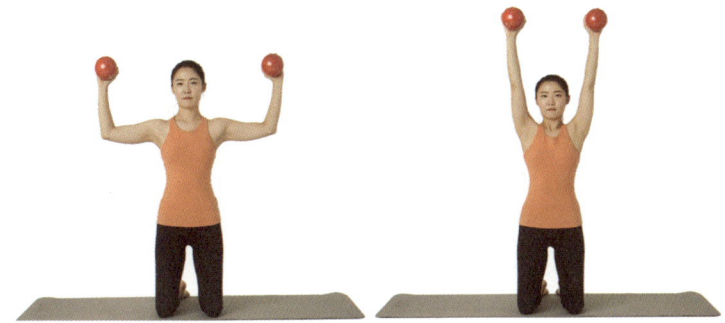

준비자세: 닐링포지션으로 골반과 척추를 중립으로 잡고, 팔꿈치를 구부려 손을 천장쪽으로 뻗기

1. 내쉬면서 – 어깨가 올라가지 않게 손머리 위로 만세
2. 내쉬면서 – 처음 자세로 돌아오기

Tip
- 머리부터 무릎까지 길어진다는 느낌으로 몸 세우기
- 팔꿈치가 몸에서 멀어진다는 느낌으로 어깨가 거상되지 않게 주의

Toning Ball

따이 스트레치 위드 암 오픈
(Thigh Stretch with Arms Open)

2Point

Target 코어강화/ 어깨 강화와 안정화/ 허벅지 강화/ 코어와 상.하지의 협응력 향상

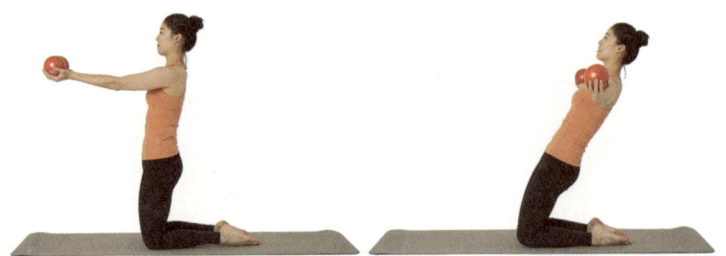

준비자세: 닐링포지션으로 골반과 척추를 중립으로 세워 양손에 볼 잡아 앞으로 나란히
1. 내쉬면서 - 몸통이 흔들리지 않게 유지하며 무릎을 접어 뒤로 눕기
2. 마시고, 내쉬면서 - 양손 옆으로 나란히 하기
3. 내쉬면서 - 처음 자세로 돌아오기

Tip
- 허리의 전반경사와 고관절 굴곡 되지않게 머리부터 무릎까지 길어진다는 느낌으로 몸 세우기
- 양손이 몸에서 멀어진다는 느낌으로 어깨가 거상되지 않게 주의

Variation. 1 따이 스트레치하며 동시에 양속을 번갈아 차렷과 만세하기

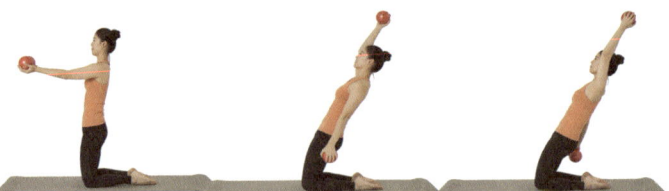

Variation. 2 따이 스트레치하며 한손벌리기

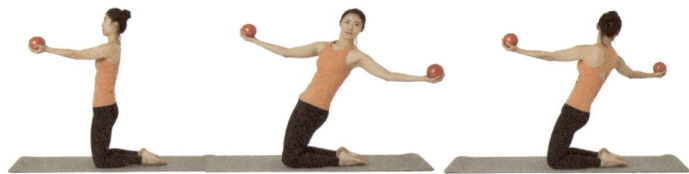

닐링 스윙
(Kneeling Swimming)

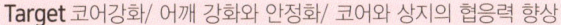

Target 코어강화/ 어깨 강화와 안정화/ 코어와 상지의 협응력 향상

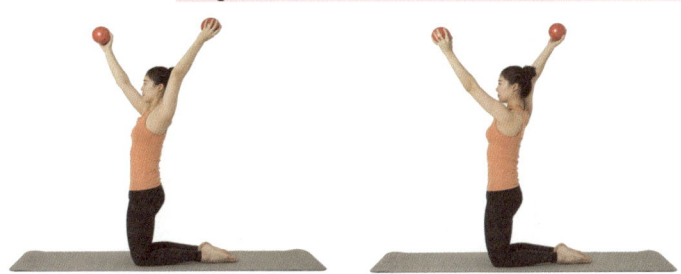

준비자세: 닐링포지션으로 골반과 척추를 중립으로 잡고, 양손에 볼 잡아 머리위로 만세
1. 마시고, 내쉬면서 - 몸이 흔들리지 않게 양손을 번갈아 앞뒤로 흔들어 주기

Tip
- 허리의 전반경사와 고관절 굴곡 되지않게 머리부터 무릎까지 길어진다는 느낌으로 몸 세우기
- 양손이 몸에서 멀어진다는 느낌으로 어깨가 거상되지 않게 주의

Variation. 1 상체를 숙이지 않고 고관절과 무릎을 굴곡, 신전 반복 하기

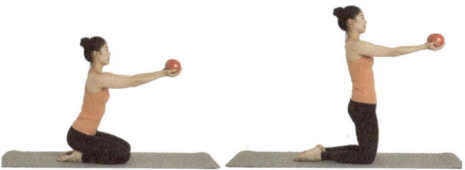

Variation. 2 상체를 숙이며 고관절 굴곡, 신전 반복하기

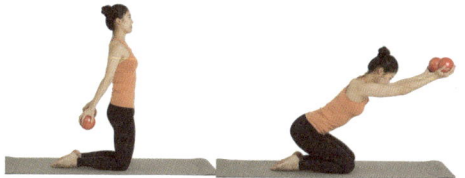

숄더 프로트렉션 리트렉션
(Shoulder Protraction & Retraction)

2Point

Target 코어안정화/ 어깨 가동성

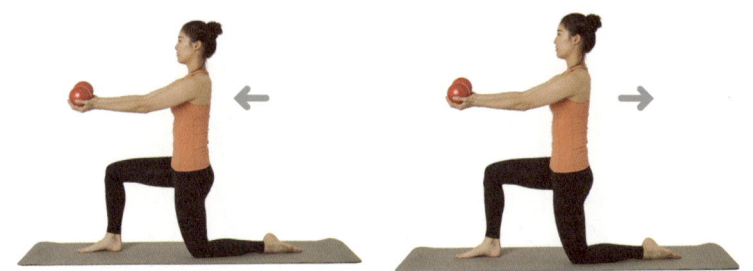

준비자세: 한쪽 다리를 앞으로 내밀어 바닥을 지지하고, 다른 무릎으로 닐링포지션을 만들어 준비하기

1. 마시면서 – 몸이 흔들리지 않게 양손을 앞으로 밀어내기(견갑골이 서로 멀어지게)
2. 내쉬면서 – 팔꿈치가 구부러 지지 않게 유지하며 날개뼈를 가깝게 모으기(견갑골이 서로 가까워 지게)

Tip
- 허리가 전방경사되지 않게 주의
- 양손이 몸에서 멀어진다는 느낌으로 어깨가 거상되지 않게 주의

Variation. 1 한쪽은 발로, 다른 한쪽은 무릎을 구부려 양손 옆으로 벌리기

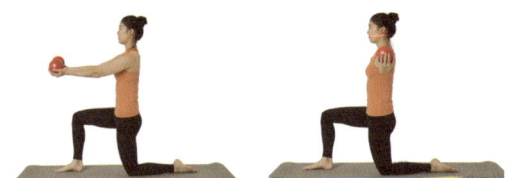

Variation. 2 한쪽은 발로, 다른 한쪽은 무릎을 구부려 양손 옆으로 벌리며 몸통 트위스트 하기

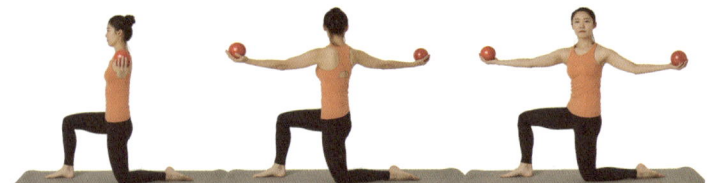

브리딩
(Breathing)

4Point

Target 등쪽 흡기력 향상/ 등과 목의 긴장 완화

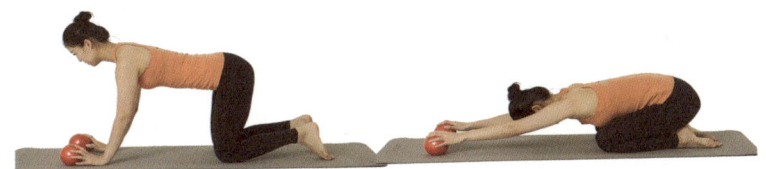

준비자세: 네발기기 중립 자세를 만들고, 양쪽 손끝 밑에 볼을 두기
1. 내쉬면서 – 무릎을 접고 엉덩이를 뒤로 보내 양손은 앞으로 밀기
2. 마시면서 – 처음 자세로 돌아오기

Tip
- 손으로 볼을 더 밀어 견갑골이 서로 멀어진다는 느낌(상방회전)
- 어깨가 과하게 거상되지 않게 주의
- 복부가 풍선처럼 앞뒤, 상하, 좌우 로 팽창하는 것 느끼기

Toning Ball

원 암 슬라이드
(One Arm Slide)

4Point

Target 코어활성화/ 전거근 강화/ 사지의 협응력 향상/ 어깨 안정화

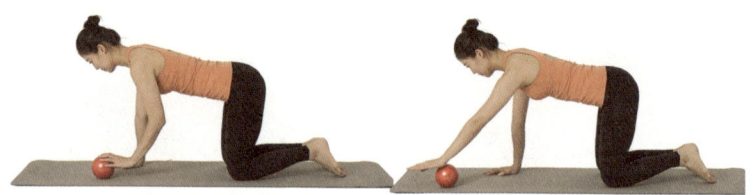

준비자세: 네발기기자세에서 척추의 중립 자세를 만들고, 한 손 끝에 볼을 두기
1. 내쉬면서 – 몸통이 흔들리지 않게 한손을 앞으로 밀기
2. 마시면서 – 처음 자세로 돌아오기

Tip
- 허리가 전방경사되거나 고개가 떨어지지 않게 중립 유지하기
- 어깨가 거상, 후인 되지 않게 주의
- 체중을 골고루 분산시키기

Variation. 1 반대되는 손과 다리를 길게 뻗기

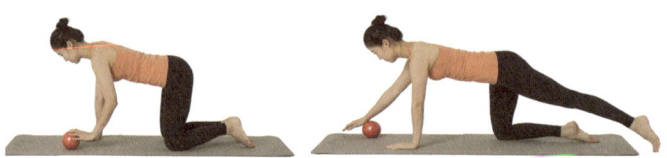

Variation. 2 반대되는 손과 다리를 길게 뻗어 들어올리기

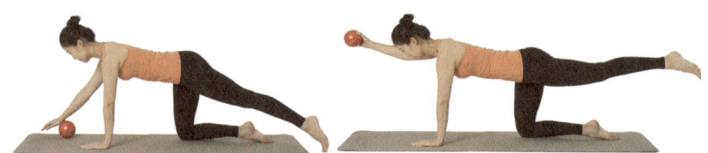

4Point

원 암 로우
(One Arm Low)

Target 코어활성화/ 전거근 강화/ 사지의 협응력 향상/ 광배근 강화/ 어깨 안정화

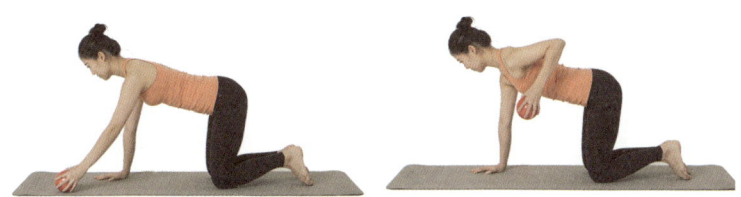

준비자세: 네발기기 중립 자세를 만들고, 한 손으로 볼을 잡아 대각선 앞으로 뻗기
1. 내쉬면서 - 몸통이 흔들리지 않게 대각선으로 뻗은 쪽 팔꿈치를 구부려 뒤로 당기기
2. 마시면서 - 처음자세로 돌아오기

Tip
- 허리가 전방경사되거나 고개가떨어지지 않게 중립 유지하기
- 어깨가 거상, 후인 되지 않게 수의
- 체중을 골고루 분산시키기

Variation. 1 원 암 로우하면서 반대쪽 다리 들어올리기

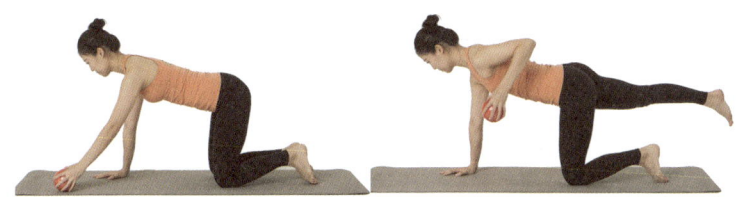

Toning Ball

트라이셉스
(Triceps)

4Point

Target 코어활성화/ 전거근 강화/ 사지의 협응력 향상/ 어깨 안정화

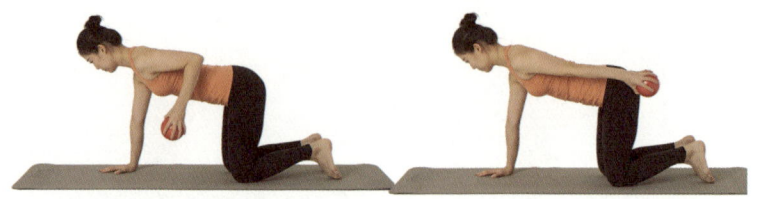

준비자세: 네발기기 중립 자세를 만들고, 한 손으로 볼을 잡아 팔꿈치를 90°로 구부려 준비하기

1. 내쉬면서 – 몸통이 흔들리지 않게 팔꿈치를 펴 몸 옆으로 차렷하기
2. 마시면서 – 처음 자세로 돌아오기

Tip
- 허리가 전방경사되거나 고개가 떨어지지 않게 중립 유지하기
- 어깨가 거상, 후인 되지 않게 주의
- 체중을 골고루 분산시키기

Variation. 1 네발기기자세에서 한손 수평외전하기

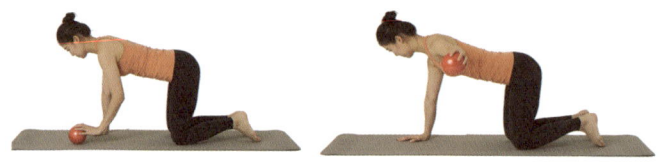

Variation. 2 네발기기자세에서 한손 수평 외전과 반대쪽 다리 들어올리기

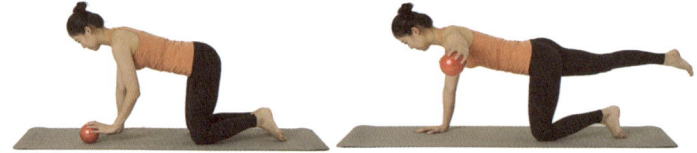

애니멀 포지션
(Animal Positon)

4Point

Target 코어안정화/ 어깨 강화와 안정화

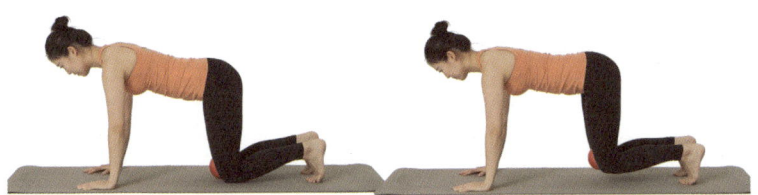

준비자세: 무릎사이에 토닝볼 하나를 끼고, 발끝을 세워 네발기기자세 만들기

1. 내쉬면서 – 몸통이 흔들리지 않게 중립을 유지하며, 양쪽 무릎을 지면에서 약 5cm 떨어 트리기 (띄우기)
2. 마시면서 – 천천히 무릎을 내려 처음 자세로 돌아오기

Tip

- 허리가 전방경사되거나 고개가떨어지지 않게 중립 유지하기
- 어깨가 거상, 후인 되지 않게 수의
- 체중 골고루 분산시키기
- 고관절이 각도를 유지하며 동작 하기

Variation. 1 네발기기자세에서 숄더 탭하기

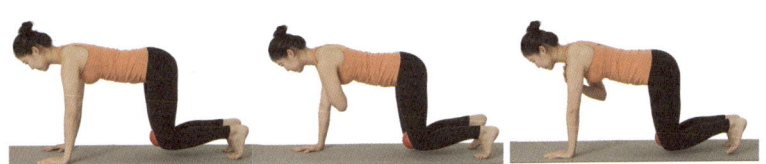

Toning Ball

플랭크
(Plank)

4Point

Target 코어강화/ 전거근 강화/ 어깨 안정화

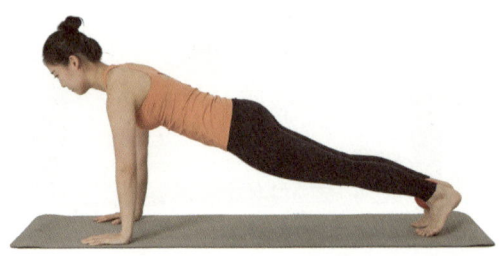

준비자세: 무릎과 발목사이에 볼 각각 하나씩 끼고, 발끝을 세워 플랭크 자세로 준비하기
1. 내쉬면서 – 복부가 위로 올라가게 호흡하고 발목으로 볼을 조이며, 양손으로 지면 밀기

Tip
- 엉덩이가 떨어지거나 올라가지 않게 머리부터 발끝까지 일직선으로 유지하기
- 어깨가 거상, 후인 되지 않게 주의
- 체중을 골고루 분산시키기

Variation. 1 플랭크 자세에서 숄더 탭

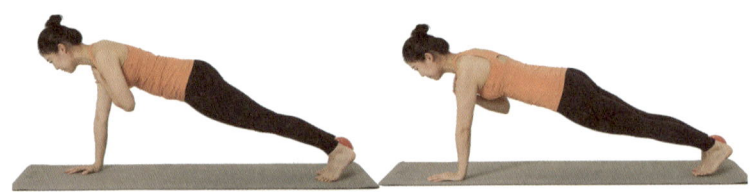

푸쉬 업
(Push Up)

4Point

Target 코어강화/ 전거근 강화/ 어깨 안정화/ 팔근육강화

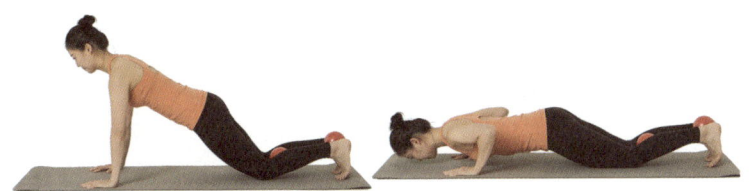

준비자세: 무릎과 발목사이에 볼 각각 하나씩 끼고, 네발기기자세로 발끝을 세워 머리부터 무릎까지 일찍선 만들기
1. 마시면서 – 가슴과 바닥이 가깝게 팔꿈치를 구부려 내려가기
2. 내쉬면서 – 바닥을 밀며 처음자세로 돌아오기

Tip
- 엉덩이가 떨어지거나 올라지지 않게 중립 유지하기
- 어깨가 거상, 후인 되지 않게 수의
- 체중을 골고루 분산시키기

Variation. 1 무릎을 피고 푸쉬 업 진행하기

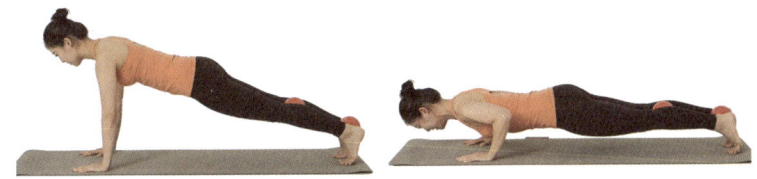

Toning Ball

밸런스 앤 원레그 리프트
(Balance and One Leg Lift)

`4Point`

Target 코어강화/ 전거근 강화/ 사지의 협응력 향상/ 어깨 안정화/ 밸런스 향상

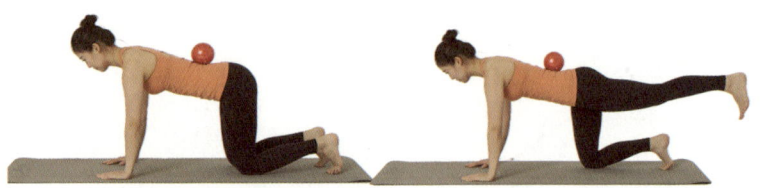

준비자세: 요추에 볼을 두고 네발기기자세 만들기
1. 마시고 내쉬면서 – 몸이 흔들리지 않게 한 쪽 고관절 신전
2. 마시고 내쉬면서 – 뻗은다리 들어 올리기

Tip
- 허리가 전방경사되거나 고개가 떨어지지 않게 중립 유지하기
- 어깨가 거상, 후인 되지 않게 주의
- 체중을 골고루 분산시키기

Variation. 1 등에서 볼이 떨어지지 않게 유지하며 손을 번갈아 올리기

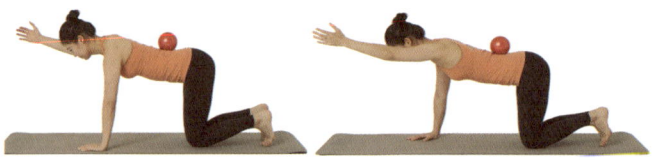

Variation. 2 등에서 볼이 떨어지지 않게 유지하며 손과 다리를 번갈아 올리기

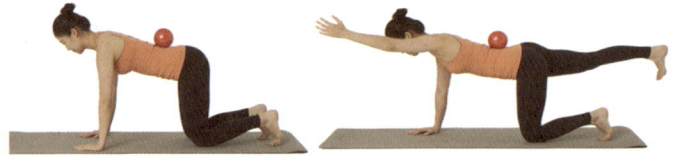

덩티 킥
(Donkey Kick)

4Point

Target 코어강화/ 전거근 강화/ 둔근강화/ 어깨 안정화/ 밸런스 향상

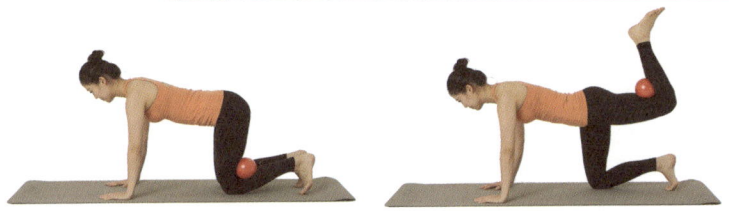

준비자세: 네발기기로 한쪽 무릎 뒤에 볼을 잡기
1. 내쉬면서 – 몸이 흔들리지 않게 볼을 잡은 쪽 고관절 신전
2. 마시면서 – 다리는 반정도 내리기
3. 내쉬면서 – 다시 고관절 신전하기
4. 마시면서 – 처음 자세로 돌아오기

Tip
- 허리가 전방경사되거나 고개가 떨어지지 않게 중립 유지하기
- 어깨가 거상, 후인 되지 않게 주의
- 체중을 골고루 분산시키기

Variation. 1 네발기기자세에서 고관절 수평외전 진행

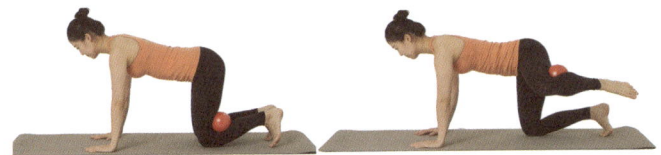

Variation. 2 네발기기자세에서 고관절 써클 진행

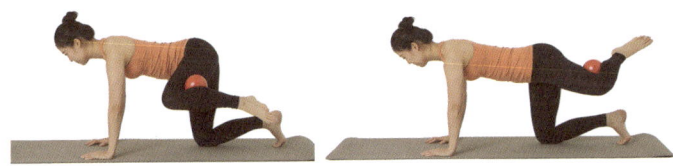

임산부 및 필라테스 강사를 위한 **토닝볼 PILATES 교과서**

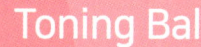

토닝볼 스텐딩 자세 운동법
Toning Ball-Standing

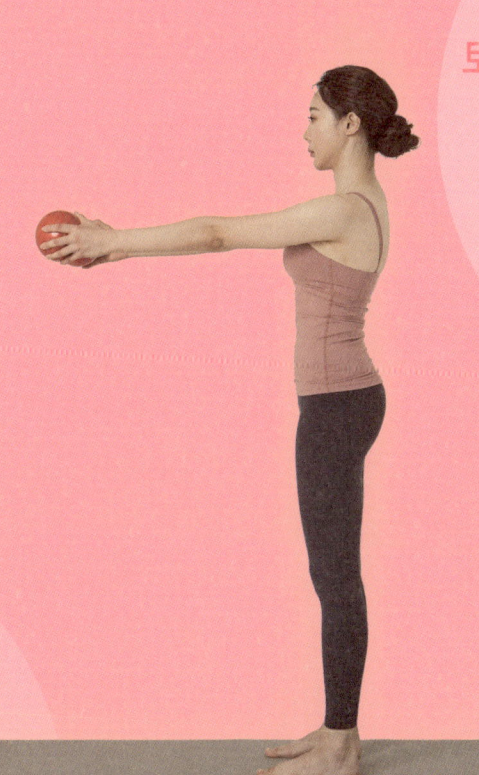

Toning Ball

스캪퓰라 엘리베이션 & 디프레션
(Scapula Elevation & Depression)

Standing

Target 어깨 가동성

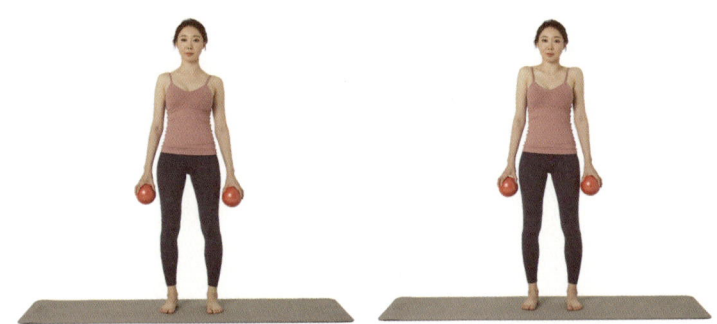

준비자세: 양손에 볼을 잡고 골반 넓이로 서기
1. 마시면서 - 귀와 어깨가 가까워지게 으쓱하기
2. 내쉬면서 - 처음자세로 어깨 내리기

Tip
- 손끝을 멀리 보낼 때 귀와 어깨가 멀어지고, 키가 커지는 느낌

Variation. 1 옆으로 나란히 한 상태에서 손으로 얼굴 크기 정도의 원 그리기

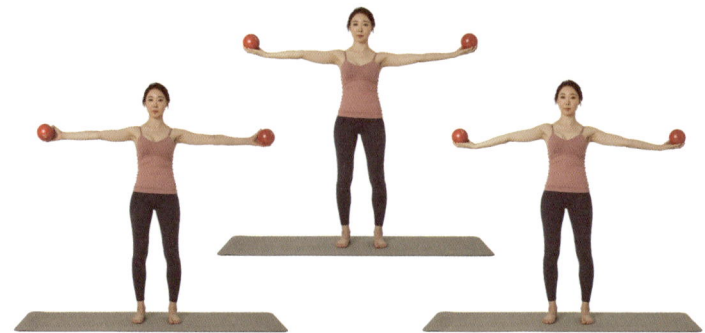

에비덕션
(Abduction)

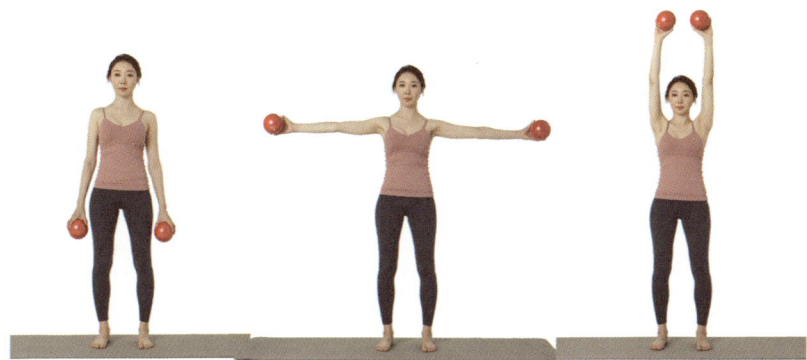

Standing

Target 어깨 가동성과 근력 향상/ 코어활성화

준비자세: 양손에 볼을 잡고 서기
1. 마시면서 – 양손 옆으로 나란히
2. 내쉬면서 – 양손 머리 위로 만세
3. 마시면서 – 옆으로 나란히
4. 내쉬면서 – 처음 자세로 차렷하기

Tip
- 어깨가 너무거상되지 않게 주의
- 한쪽발에 체중이 실리지않게 주의
- 양손을 머리위로 만세 시 허리가 전방경사되지 않게 주의

Toning Ball

오버해드 프레스
(Overhead Press)

Standing

Target 어깨 가동성과 근력 향상/ 코어활성화

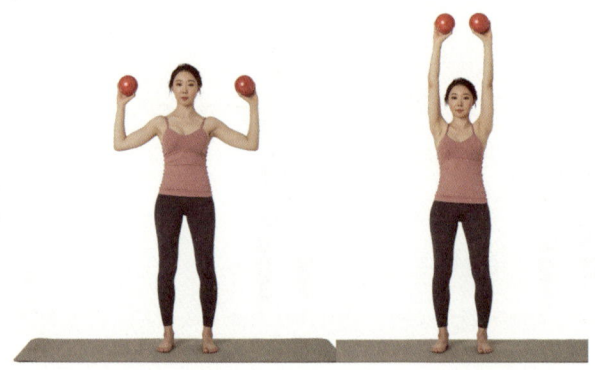

준비자세: 양손에 볼을 잡고 팔꿈치를 구부려 "W"모양 만들어 준비
1. 내쉬면서 – 양손 머리 위로 만세
2. 마시면서 – 팔꿈치를 구부려 다시 "W" 모양 만들기

Tip
- 어깨가 너무거상되지 않게 주의
- 한쪽발에 체중이 실리지않게 주의
- 양손을 머리위로 만세 시 허리가 전방경사되지 않게 주의

Standing

스캐풀라 리트렉션&프로트렉션
(Scapula Retraction & Protraction)

Target 어깨 가동성과 근력 향상/ 전거근 활성화/ 코어활성화

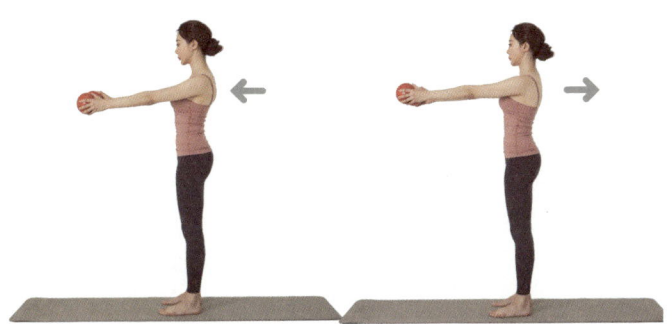

양손으로 볼을 잡고 앞으로 나란히
1. 마시면서 - 팔꿈치를 구부리지 않고 견갑골이 서로 멀어지게 앞으로 밀기
2. 내쉬면서 - 귀와 어깨가 가까워 지지 않게 견갑골을 안쪽으로 모으기

Tip
- 어깨가 거상되지 않게 주의
- 턱이 들리지 않게 주의
- 손이 떨어지지 않게 주의

Variation. 1 상체를 살짝 숙여 양손을 옆으로 넓게 벌리기

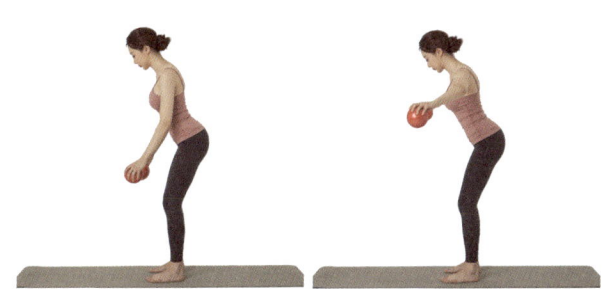

Toning Ball

스쿼트
(Squat)

Standing

Target 코어활성화/ 하체근력강화/ 어깨 안정화

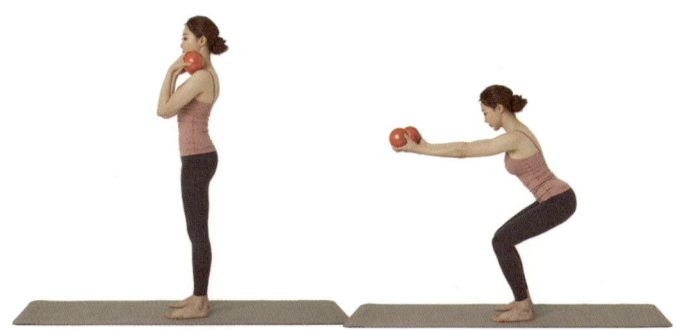

준비자세: 바르게 서서 양손에 볼을 잡고 양손을 어깨위로 올리기
1. 내쉬면서 – 손을 앞으로 나란히 하며 스쿼트 하기
2. 마시면서 – 손 내리며 일어서기

Tip
- 어깨가 거상되지 않게 주의
- 턱이 들리지 않게 주의
- 손이 떨어지지 않게 주의

Variation. 1
양손을 올리며 스쿼트(오버헤드 스쿼트)

Variation. 2
스쿼트 자세에서 상완이두 컬

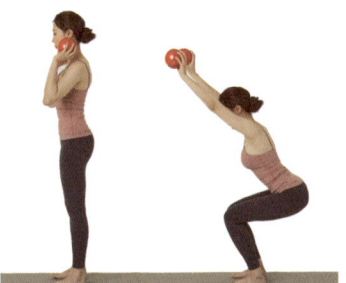
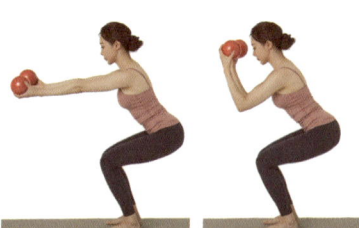

Standing

숄더레이즈
(Shoulder Raise)

Target 코어활성화/ 하부승모근 강화/ 코어와 상체의 협응력 향상

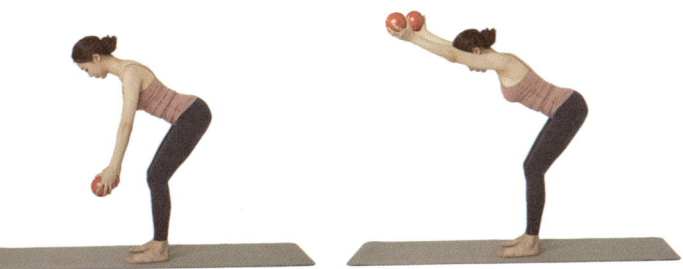

준비자세: 척추의 중립을 유지하며 상체 숙이기
1. 내쉬면서 – 양손을 "Y" 모양으로 벌려 올리기
2. 마시면서 – 처음 자세로 돌아오기

Tip
- 허리의 전방경사 주의
- 어깨가 거상되지 않게 주의

Variation. 1 "I" 모양으로 양손 옆으로 벌리기

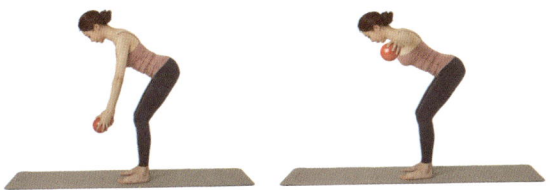

Variation. 2 한 손씩 머리위로 올리기

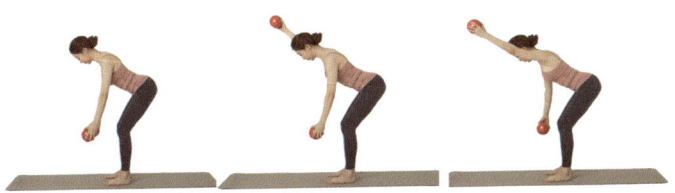

Toning Ball

숄더 로테이더 레이즈
(Shoulder Rotator Raise)

Standing

Target 코어활성화/ 어깨외회전근 강화/ 코어와 상체의 협응력 향상

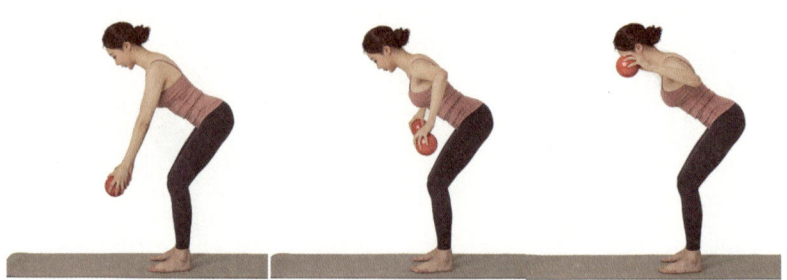

준비자세: 양손에 볼을 잡고 상체를 숙여 준비
1. 마시면서 – 손을 아래로 떨어트리고 무릎구부리기
2. 내쉬면서 – 팔꿈치를 구부리며(90도) 뒤로 당기기
3. 마시고 내쉬면서 – 벌린 팔꿈치가 떨어지지 않게 유지하며, 양손을 천장쪽으로 외회전 하기

Tip
- 허리의 전방경사 주의
- 어깨가 거상되지 않게 주의
- 손목이 꺽이지 않게 주의
- 양쪽 팔꿈치가 옆으로 길어진다는 느낌으로 외회전 진행하기

Variation. 1 팔꿈치를 들지 않고 옆구리에 붙여 어깨외회전 동작하기

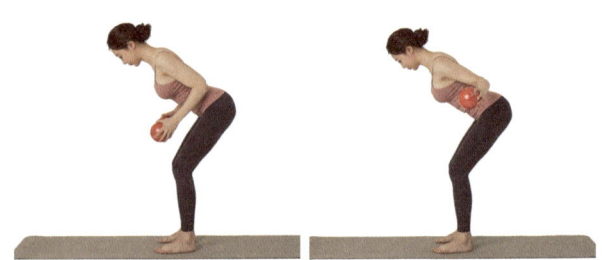

원암 플라이 앤 토르소 로테이션
(one Arm Fly and Torso Rotation)

Standing

Target 코어활성화(복사근)/ 코어와 상체의 협응력 향상

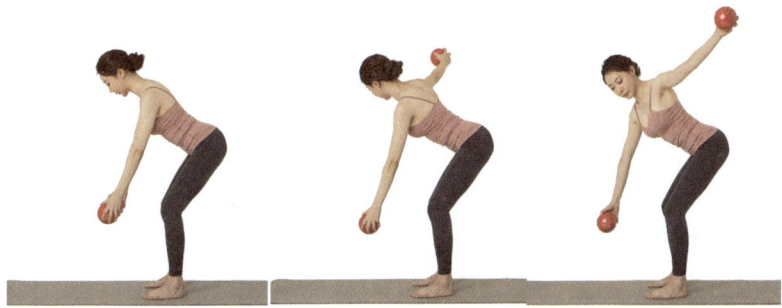

준비자세: 양손에 볼을 잡고 상체를 숙여 준비

1. 마시면서 – 손을 아래로 떨어트리고 무릎구부리기
2. 내쉬면서 – 골반이 흔들리지 않게 한손 옆으로 벌려 몸통 회전하기
3. 마시면서 – 처음 자세로 돌아오기
4. 내쉬면서 – 반대 쪽도 똑같이 진행 하기

Tip

- 한쪽 발에 체중 실리지 않게 주의
- 골반이 좌우로 움직이지 않게 주의
- 허리의 과전만 주의 하기
- 팔만 움직이지 않게 상체 회전하기

Variation. 1 상체의 회전없이 손만 수평외전 진행

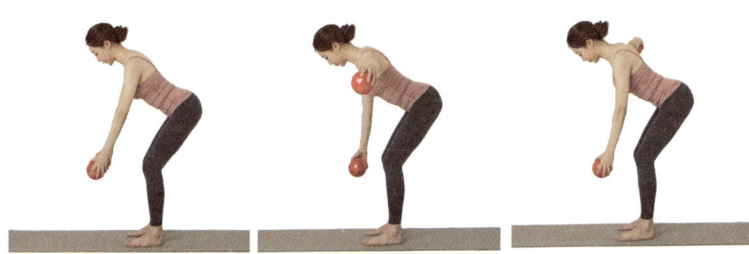

Toning Ball

스타
(star)

Standing

Target 코어활성화/ 밸런스 향상/ 전신 협응력 향상

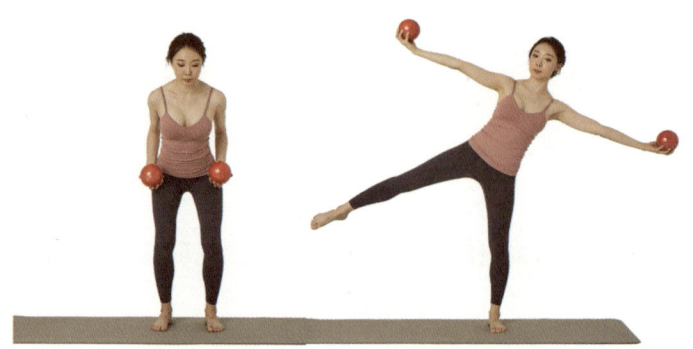

준비자세: 볼을 잡은 양손을 골반위에 두고 준비하기
1. 마시면서 - 무릎을 구부리기
2. 내쉬면서 - 왼쪽발에 체중을 두고 양손을 펴 밸런스 유지 하기

Tip
- 상체가 회전되지 않게 주의
- 어깨가 거상되지 않게 주의
- 손, 다리가 길어지고, 키가 커진다는 느낌으로 진행하기

원레그 트렁크 로테이션
(one Leg Trunk Rotation)

Standing

Target 코어활성화(복사근)/ 코어와 상체의 협응력 향상

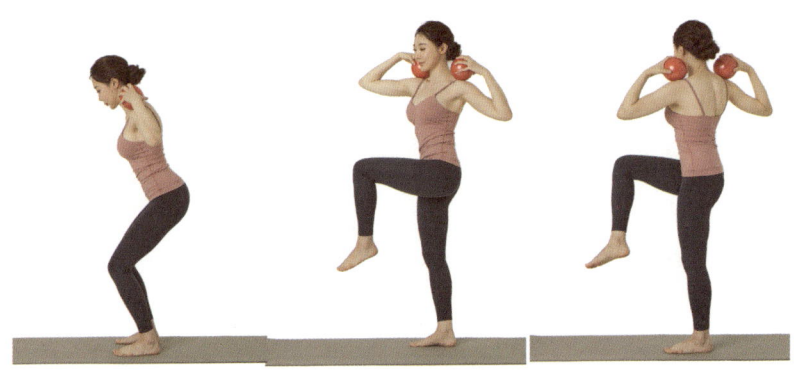

준비자세: 볼을 잡은 양손을 어깨위에 두고 준비하기
1. 마시면서 - 무릎을 구부리기
2. 내쉬면서 - 왼쪽무릎을 들고, 상체를 왼쪽으로 회전하기(반대쪽도 진행)

Tip
- 허리가 전방경사 되지 않게 주의
- 몸통이 굴곡이 되지않게 주의

Toning Ball

훅
(Hook)

Standing

Target 코어활성화(복사근)/ 코어와 상체의 협응력 향상

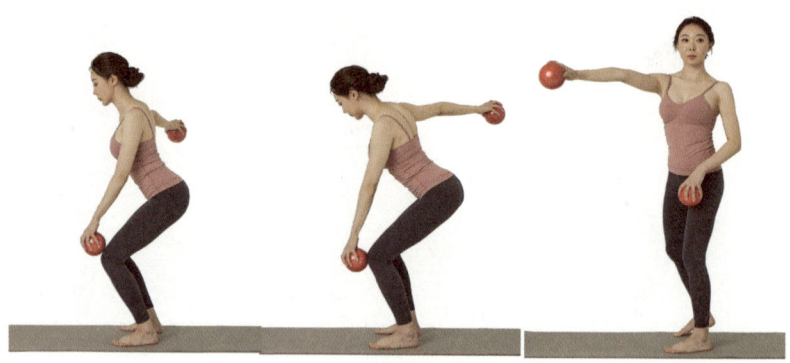

준비자세: 골반넓이로 무릎을 구부려 오른손을 옆으로 뻗기
1. 마시면서 – 뻗은 오른손을 뒤사선방향으로 더 돌리기
2. 내쉬면서 – 왼쪽다리 축으로 뻗은 오른손을 왼쪽으로 돌려 스윙하기

Tip

- 허리가 전방경사 되지 않게 주의
- 몸통이 굴곡이 되지않게 주의
- 볼을 멀리 던진다는 느낌으로 스윙하기

Standing

트라이셉스
(Triceps)

Target 코어활성화/ 삼두근 강화

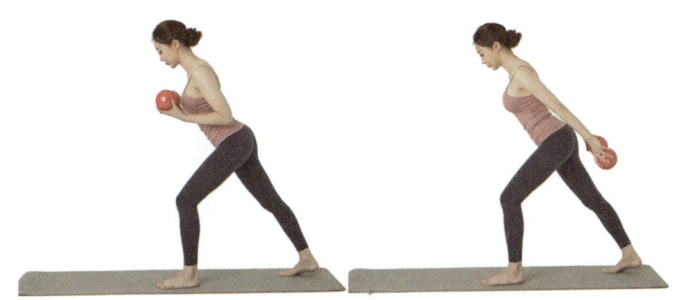

준비자세: 볼을 잡고 런지 자세에서 상체를 앞을 구부리기
1. 마시면서 - 팔꿈치 구부리기
2. 내쉬면서 - 어깨가 말리지 않게 팔꿈치만 피기

Tip
- 팔꿈치가 움직이지 않게 옆구리에 밀착시키기
- 머리부터 뒤에있는 발을 일찍선상에 두기

Variation. 1 런지 자세에서 상체를 숙이고 로우동작 진행 하기

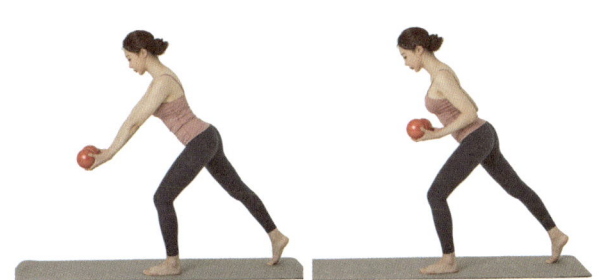

Toning Ball

Standing

암 스윙
(Arms Swing)

Target 코어활성화/ 어깨의 가동성 향상과 강화/ 코어와 상지의 협응력 향상

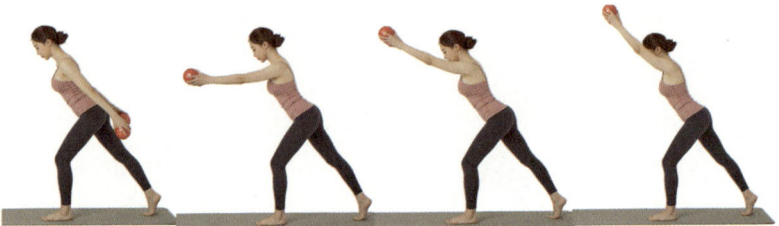

준비자세: 볼을 잡고 런지자세에서 상체를 앞을 구부리기
1. 마시면서 – 양손을 뒤로 뻗기
2. 내쉬면서 – 양손이 어깨 높이보다 높게 머리위로 만세하기

Tip
- 앞으로 뻗은 손이 뒤에 뻗은 다리와 일직선이 되도록 만들기
- 어깨가 거상되지 않게 주의
- 몸이 흔들리지 않게 속도 조절 하기

Variation. 1 양손 번갈아 스윙하기

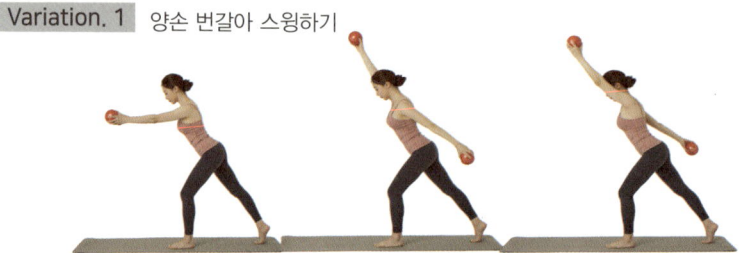

Variation. 2 T 발란스(뒤에 있는 다리를 들고 옆으로 나란히)

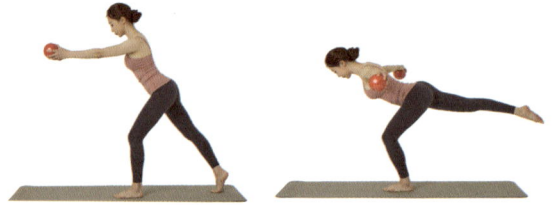

사이드 스트레치
(Side Stretch)

Standing

Target 코어활성화/ 외측선 신장/ 어깨의 가동성 향상

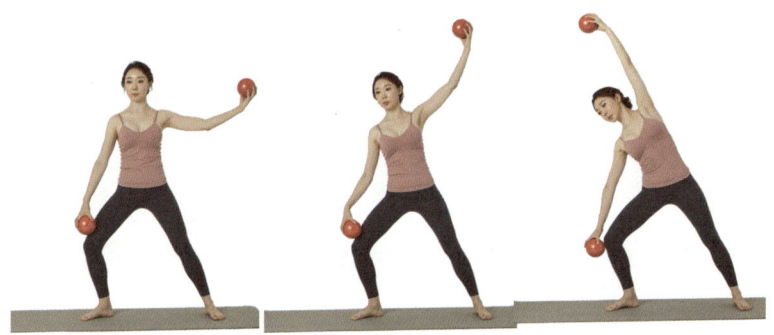

준비자세: 다리는 골반넓이 2배로 벌려 오른쪽 무릎을 구부리고 왼손을 옆으로 나란히 하기
1. 마시면서 - 오른손을 만세하고, 반대손은 무릎위로 올려두기
2. 내쉬면서 - 측굴하여 옆구리가 더 늘어나게 내려가기
3. 마시고, 내쉬면서 - 천천히 옆구리힘으로 올라오기

Tip
- 허리가 전만되지 않게 주의
- 손이 얼굴쪽으로 떨어지지 않게 주의
- 구부린쪽 무릎을 넓게 벌리기

Variation. 1 바르게 선자세에서 스트레칭

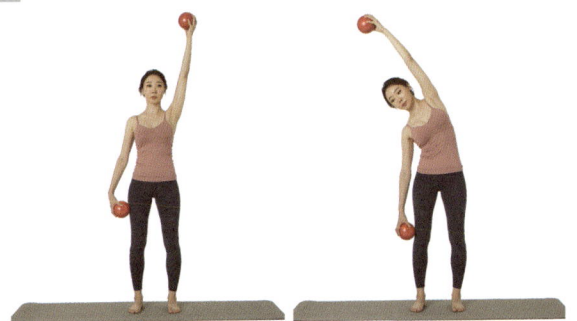

Toning Ball

런지 앤 트위스트
(Lunge and Twist)

Standing

Target 코어강화(복사근)/ 하체근력 향상/ 상지와 하지의 협응력 향상

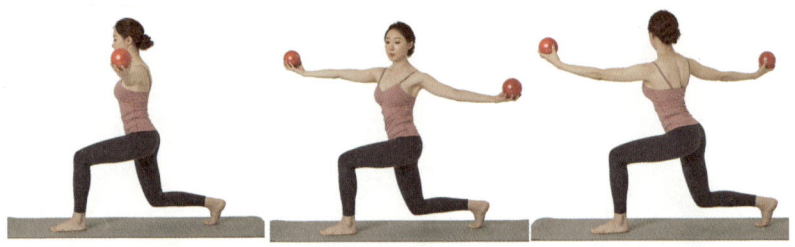

준비자세: 왼쪽다리는 앞에 오른쪽 다리는 평소 보폭에 2배 정도 벌리고 런지 하기

1. 마시면서 – 양손 옆으로 벌리기
2. 내쉬면서 – 허리가 꺾이지 않게 왼쪽으로 상체 트위스트 하기
3. 마시면서 – 처음 자세로 돌아오기
4. 내쉬면서 – 반대쪽(오른쪽)으로 상체 트위스트 하기

Tip
- 앞에 있는 무릎이 안으로 들어가지 않게 주의
- 어깨에 힘이 들어가지 않게 주의

Variation. 1
런지 자세에서 양선 머리위로 만세하기

Variation. 2
런지 자세에서 양손 옆으로 벌리기

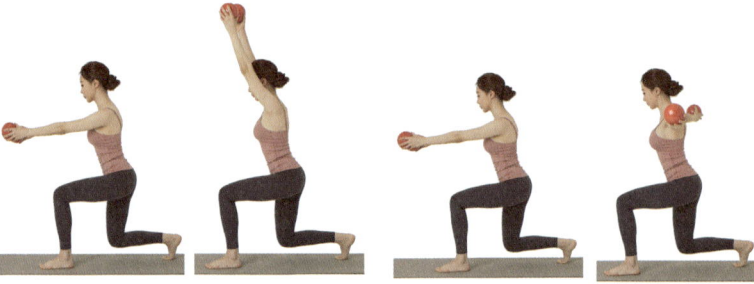

롤다운 앤 롤업
(Roll Down and Roll Up)

Standing

Target 척추분절/ 상체 긴장완화/ 밸런스 향상

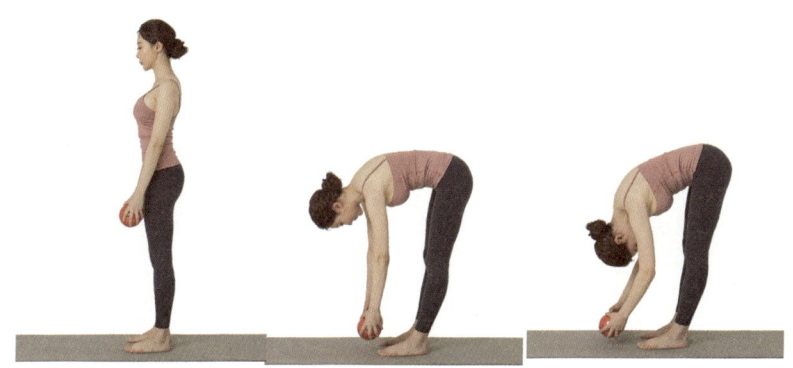

준비자세: 양손에 볼을 잡고 골반 넓이로 서기
1. 마시고, 내쉬면서 - 천천히 고개부터 말면서 내려가기
2. 마시고, 내쉬면서 - 천천히 골반부터 말면서 올라가기

Tip
- 분절을 느끼며 내려가기
- 어깨에 힘이 들어가지 않게 주의
- 거꾸로 매달린 느낌으로 팔과 손에 긴장 풀기
- 발바닥 골고루 체중 싣기

임산부 및 필라테스 강사를 위한 **토닝볼 PILATES 교과서**

Toning Ball

토닝볼 엣지를 활용한 운동법
Toning Ball-Edge

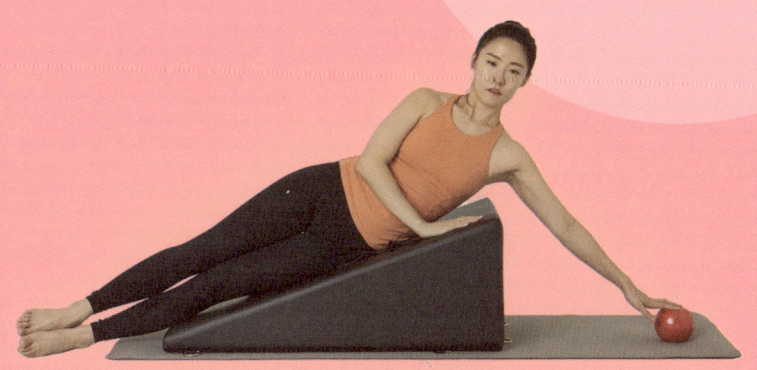

Toning Ball

비하인드 암 컬업 온 더 엣지
(Behind Arms Curl Up on The Edge)

Edge

Target 코어강화/ 상복부 강화

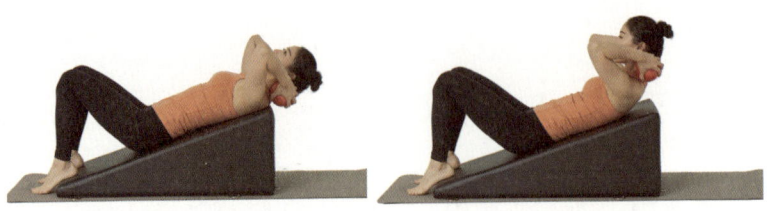

준비자세: 엣지의 경사의 아래쪽을 보고 누워 볼을 잡아 두손 머리뒤에 두기
1. 마시면서 - 가슴이 열리게 뒤로 눕기
2. 내쉬면서 - 팔꿈치 모이지 않게 컬업으로 올라오기

Tip

- 턱과 가슴사이 간격을 유지하며 올라오기
- 목이길어진다는 느낌으로 어깨가 거상되지 않게 주의
- 코어활성화를 위해 무릎 사이에 미니볼을 끼기
- 골반의 후방경사가 되지 않게 중립 유지하기

컬업 위드 핸드 온 프론해드 온더 엣지
(Curl Up with Hands on Forehead on The Edge)

Edge

Target 코어강화/ 상지와 하지의 협응력 향상

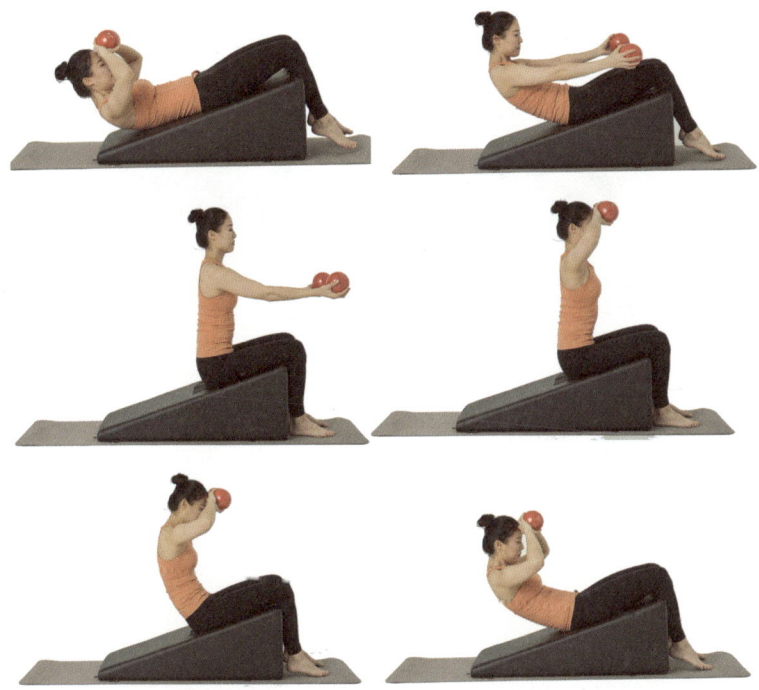

준비자세: 천장을 보고 누워 양손에 볼을 잡고 이마위에 올려두기

1. 내쉬면서 - 상체컬업 하기
2. 마시면서 - 손을 뻗어 상체 올려 앉기
3. 내쉬면서 - 앉은 자세에서 양손 이마로 올리기
4. 마시고, 내쉬면서 - 천천히 롤백 하기

Tip

- 턱과 가슴사이 간격을 유지하며 올라오기
- 목이길어진다는 느낌으로 어깨가 거상되지 않게 주의
- 코어활성화를 위해 무릎 사이에 미니볼을 끼기
- 골반의 후방경사가 되지 않게 중립 유지하기

Toning Ball

롤백 위드 암오픈 온 더 엣지
(Rollback with Arms Open on The Edge)

Edge

Target 코어강화/ 어깨 활성화/ 상지와 하지의 협응력 향상

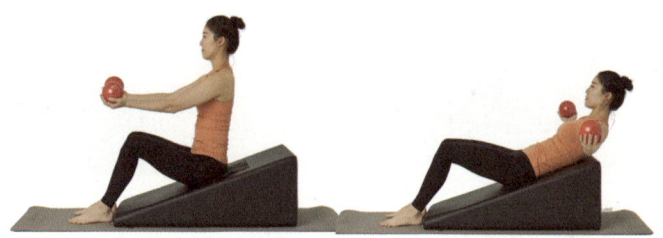

준비자세: 양손에 볼을 잡고 앞으로 나란히 하고 앉기
1. 마시면서 – 손이 길어지게 앞으로 나란히
2. 내쉬면서 – 양손을 오픈하며 롤 백으로 눕기

Tip
- 목과 어깨에 긴장지 않게 주의
- 코어의 활성화를 위해 무릎 사이에 미니볼을 두고 조이면서 진행 가능
- 양쪽 손끝이 서로 멀어진단 느낌을 신연 시키기

Variation. 1 롤백 상태에서 반복적으로 양손 옆을 벌리기

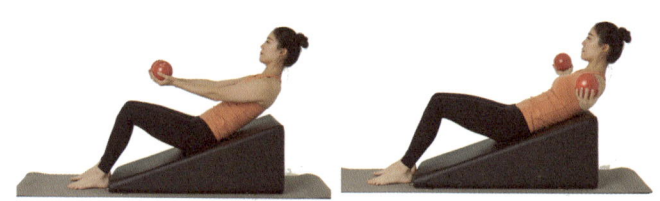

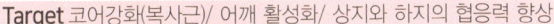

다이아고날 롤백 온더 엣지
(Diagonal Rollback on The Edge)

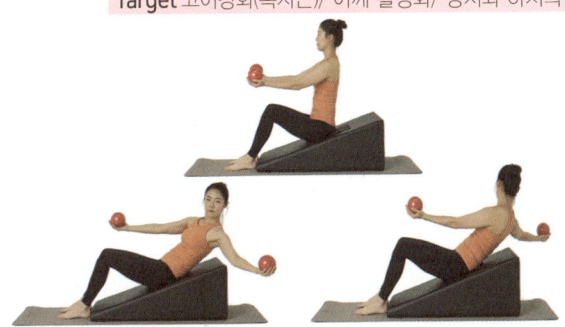

Target 코어강화(복사근)/ 어깨 활성화/ 상지와 하지의 협응력 향상

준비자세: 양손에 볼을 잡고 앞으로 나란히
1. 내쉬면서 - 왼손을 오픈하며 롤 백 하기
2. 마시면서 - 처음 자세로 돌아오기
3. 내쉬면서 - 오른손을 오픈하며 롤 백 하기

| Tip

- 목과 어깨에 긴장지 않게 주의
- 코어의 활성화를 위해 무릎 사이에 미니볼을 두고 조이면서 진행 가능
- 양쪽 손끝이 서로 멀어진단 느낌을 신연 시키기

| Variation. 1 롤백 상태에서 한손씩 머리위로 올리기(시선 같이 따라가기)

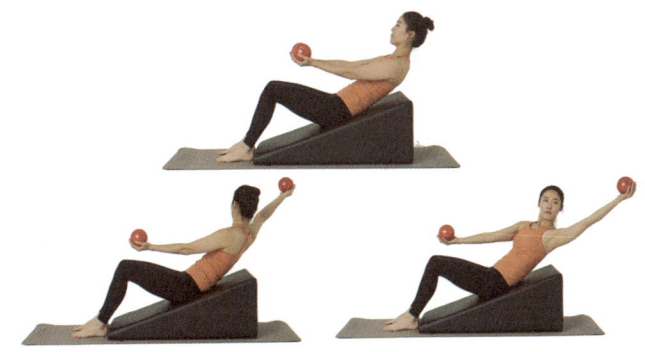

Toning Ball

오버해드 온 더 엣지
(Overhead on The Edge)

Edge

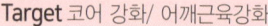Target 코어 강화/ 어깨근육강화

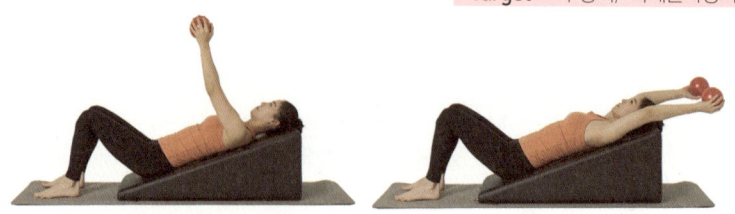

준비자세: 양손에 볼을 잡고 앞으로 나란히 하기
1. 마시면서 – 양손을 머리 위로 만세하기
2. 내쉬면서 – 처음 자세로 앞으로 나란히 하기

Tip
- 등이 뜨지 않게 주의
- 귀와 어깨가 가까워 지지 않게 주의
- 턱이 들리지 않게 주의

Variation. 1 앞으로 나란히 한상태에서 한손씩 머리위로 만세

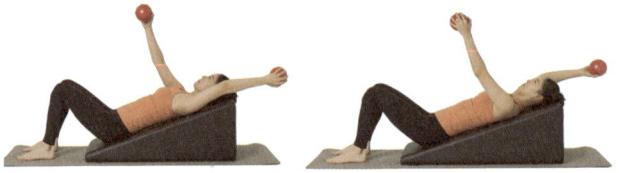

Variation. 2 번갈아 가며 한손은 머리위, 한손은 몸옆에 차렸하기

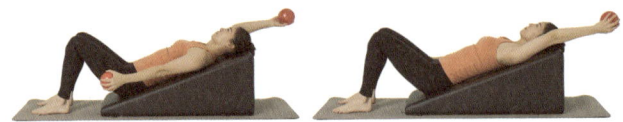

Edge

트라이셉스 온 더 박스
(Triceps on The Edge)

Target 견갑안정화/ 삼두근 강화/ 코어 활성화

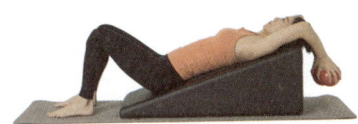 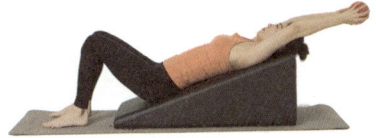

준비자세: 양손에 볼을 잡고 머리위로 만세
1. 마시면서 – 윗팔을 고정한 상태에서 팔꿈치를 구부리기
2. 내쉬면서 – 윗 팔을 고정하며 팔꿈치 펴기

Tip
- 등이 뜨지 않게 주의
- 귀와 어깨가 가까워 지지 않게 주의
- 턱이 들리지 않게 주의

Toning Ball

원암플롯 온더 엣지
(One Arm Float on The Edge)

Edge

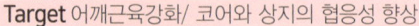
Target 어깨근육강화/ 코어와 상지의 협응성 향상

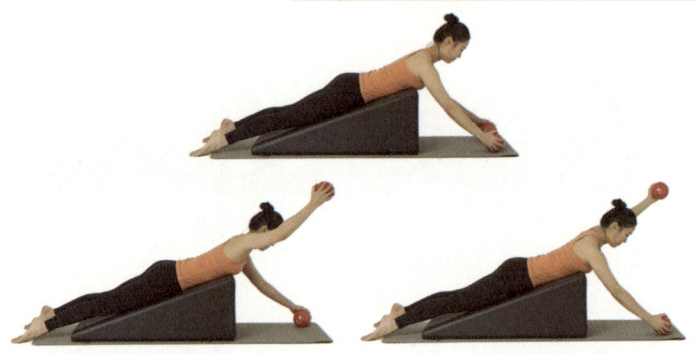

준비자세: 가슴아래 명치가 엣지 끝에 오도록 업드려 양손에 볼을 잡고 준비
1. 마시면서 - 한 손 암 플롯
2. 내쉬면서 - 올린손 제자리
1. 마시면서 - 반대 손 암 플롯
2. 내쉬면서 - 제자리

Tip
- 손끝을 멀리 보낼 때 귀와 어깨가 멀어지고, 키가 커지는 느낌 알려주기
- 머리가 아래로 떨어지지 않게 주의

Variation. 1 업드린 상태에서 양손 머리위로 올리기

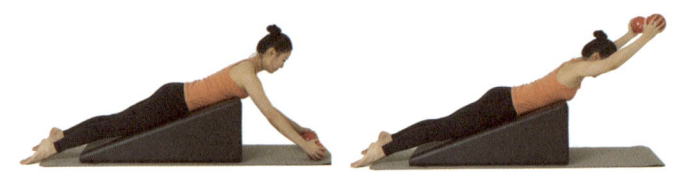

얼터네이티브 암 플롯 온더 엣지
(Alternative Arm Float on The Edge)

Edge

Target 어깨근육강화/ 코어와 상지의 협응성 향상

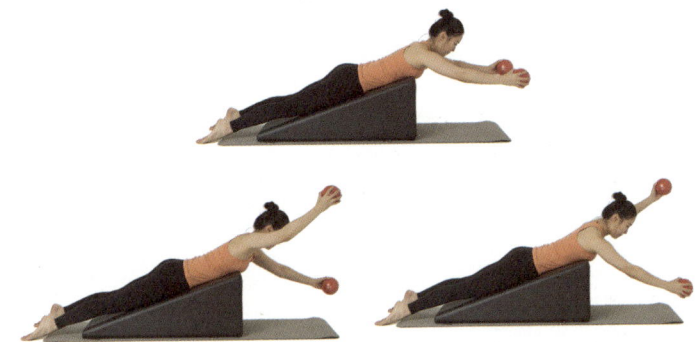

준비자세: 가슴아래 명치가 엣지 끝에 오도록 업드려 양손에 볼을 잡고 들어올리기

1. 마시면서 – 5번 손을 스윙
2. 내쉬면서 – 5번 손 스윙
1. 마시면서 – 상체를 올리기
2. 내쉬면서 – 상체 숙이기

Tip
- 손끝을 멀리 보낼 때 귀와 어깨가 멀어지고, 키가 커지는 느낌알려주기
- 머리가 아래로 떨어지지 않게 주의

Toning Ball

스완 온 더 엣지
(Swan on The Edge)

Edge

Target 척주 신전근 강화/ 코어강화

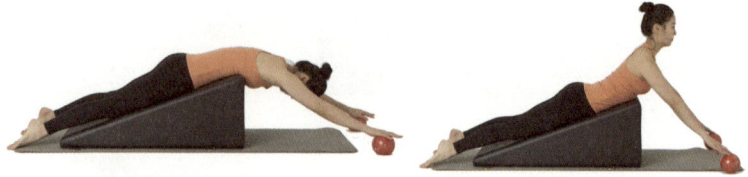

준비자세: 가슴아래 명치가 엣지 끝에 오도록 업드려 양손에 볼을 잡고 준비
1. 마시면서 – 공을 굴려 앞으로 숙이기
2. 내쉬면서 – 공을 몸쪽으로 굴려 상체 세우기

Tip
- 손끝을 멀리 보낼 때 귀와 어깨가 멀어지고, 키가 커지는 느낌 알려주기
- 허리가 과하게 꺽이지 않게 주의

스완 다이브 온 더 엣지
(Swan Dive on The Edge)

Edge

Target 척추 신전근 강화/ 코어강화/ 둔근강화

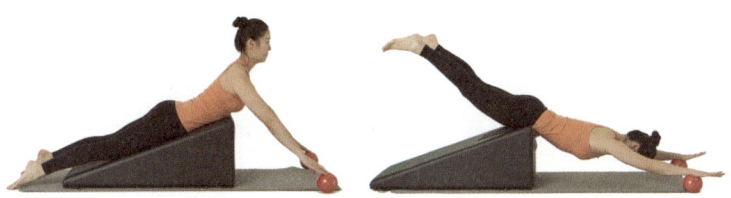

준비자세: 하복부 아래 엣지가 오도록 업드려 양손에 볼을 잡고 준비
1. 마시면서 – 머리와 발끝을 길게 유지하며 상체 숙이기
2. 내쉬면서 – 다리가 바닥에 닿지않게 상체세우기

Tip
- 손끝을 멀리 보낼 때 귀와 어깨가 멀어지고, 키가 커지는 느낌 알려주기
- 허리가 과하게 꺾이지 않게 주의

Variation. 1 상체를 세운상태에서 양쪽 다리 올리기

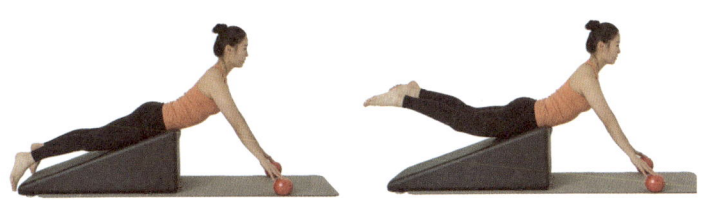

Toning Ball

체스트 해드 리프트 온더 엣지
(Chest Head Lift on The Edge)

Edge

Target 코어강화/ 체간신전 강화

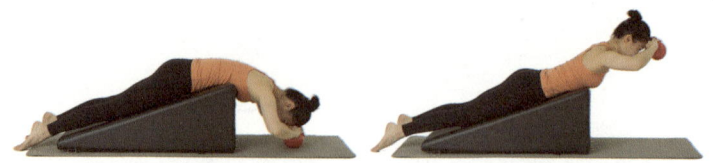

준비자세: 가슴아래 명치가 엣지 끝에 오도록 업드려 양손으로 볼을 잡고 준비
1. 마시면서 – 양쪽 손등을 이마로 가져오기
2. 내쉬면서 – 손과 팔을 옆으로 길게 유지하며 상체를 신전하기
3. 마시고, 내쉬면서 – 처음 자세로 돌아 오기

Tip
- 머리가 아래로떨어지지 않게 주의
- 어깨가 거상되지 않게 주의
- 팔꿈치가 떨어지지 않게 주의

Variation. 1 양쪽 손등을 이마에 유지하며 상체 회전하기

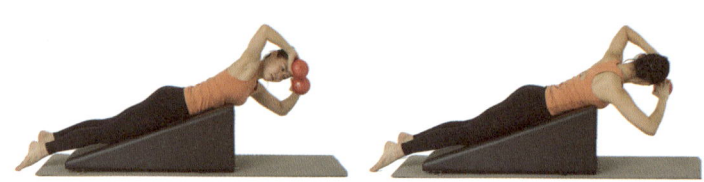

체스트 해드 리프트 로테이션 온 더 엣지
(Chest Head Lift Rotation on The Edge)

> Edge

Target 코어강화/ 체간신전과 회전 강화/ 어깨근육 강화

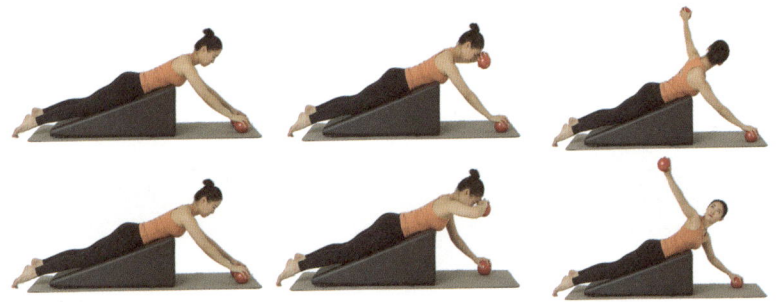

준비자세: 가슴아래 명치가 엣지 끝에 오도록 업드려 양손으로 볼을 잡고 준비
1. 마시면서 – 상체를 들면서 한쪽 손등을 이마에 붙이기
2. 내쉬면서 – 들고 있는 손을 뒤쪽으로 뻗어 몸통 회전하기
3. 마시면서 – 손 이마위로 두기
4. 내쉬면서 – 반대쪽 똑같이 진행하기

Tip
- 머리가 아래로떨어지지 않게 주의
- 어깨가 거상되지 않게 주의
- 팔꿈치가 떨어지지 않게 주의

Variation. 1 손을 지지하지 않고, 한손 뻗으며 체간 회전하기

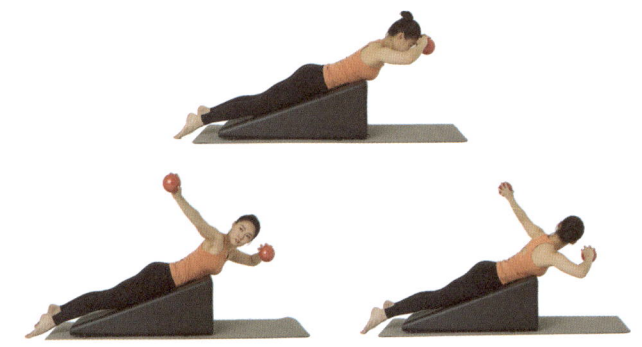

Toning Ball

사이드 밴드 온 더 엣지
(Side Bend on The Edge)

Edge

Target 코어강화/ 체간의 측면근육 강화/ 앞뒤의 협응 및 균형 능력 향상

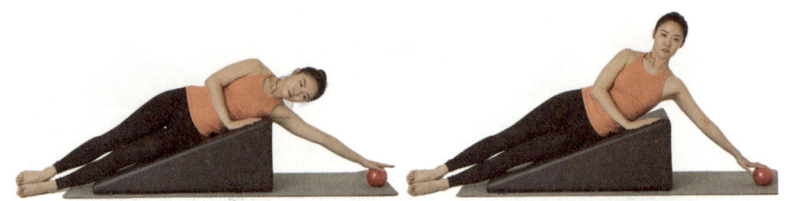

준비자세: 경사가 낮은 쪽으로 양쪽 다리를 길게 뻗고, 옆으로 누워 왼손으로 볼을 잡기
1. 내쉬면서 - 몸이 앞뒤로 스러지지 않게 왼손으로 공을 눌러 옆으로 일어나기
2. 마시면서 - 천천히 공을 굴려 처음 자세로 돌아가기

Tip
- 고관절이 굴곡되지 않게 주의
- 허리가 전만되지 않게 주의
- 어깨가 거상되지 않게 주의
- 몸이 앞으로 혹은 뒤로 기울지 않게 주의

Variation. 1 옆으로 상체를 세우며 동시에 다리고 같이 들어 올리기

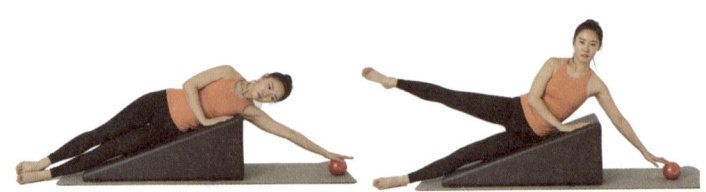

사이드 힙 익스텐션 온더 엣지
(Side Hip Extension on The Edge)

Edge

Target 코어활성화/ 고관절 신전근 강화/ 앞뒤의 협응 및 균형 능력 향상

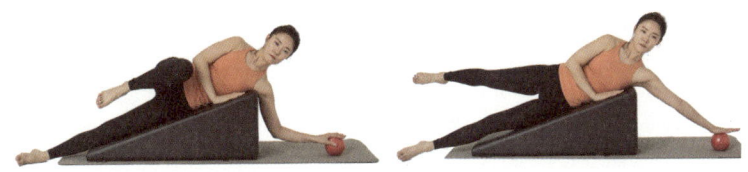

준비자세: 경사가 낮은 쪽으로 왼쪽 다리를 길게 뻗고, 옆으로 누워 오른쪽다리를 90도로 구부려 왼손에 볼을 잡고 준비

1. 내쉬면서 – 상체가 흔들리지않게 볼을 길게 위로 밀고, 다리를 뒤로 뻗으며 상체 신전시키기
2. 마시면서 – 천천히 공을 굴려 처음 자세로 돌아가기

| Tip |

- 허리가 전만되지 않게 주의
- 어깨가 거상되지 않게 주의
- 몸이 앞으로 혹은 뒤로 기울지 않게 주의

Toning Ball

사이드 밴딩 앤 스트레칭 온 더 엣지
(Side Bending and Stretch on The Edge)

Edge

Target 코어강화/ 어깨근육 강화/ 앞뒤의 협응 및 균형 능력 향상

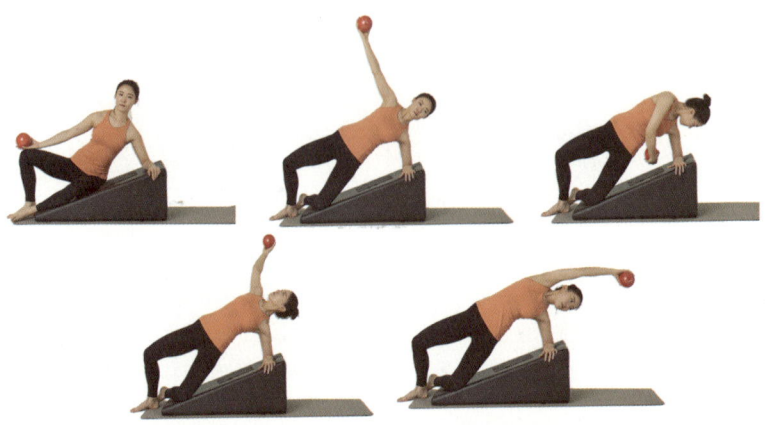

준비자세: 왼쪽다리는 양반다리, 오른쪽다리는 무릎을 세워 오른손으로 볼을 잡기

1. 마시면서 - 왼쪽 무릎과 왼쪽 팔꿈치로 상체를 밀어 공을 들고있는 오른손을 천장으로 뻗기
2. 내쉬면서 - 오른손을 왼쪽 옆구리에 넣고 상체 숙이기
3. 마시면서 - 다시 가슴을 피고 오른손을 천장으로 뻗기
4. 내쉬면서 - 오른손을 더 뒤로보내기
5. 마시면서 - 기지개를 피듯이 오른손을 머리위로 뻗기
6. 내쉬면서 - 처음 자세로 돌아오기

Tip
- 어깨가 거상되지 않게 주의
- 지지하고 있는 무릎과 손에 체중 분배 하기
- 몸이 앞으로 혹은 뒤로 기울지 않게 주의

롱 사이드 밴딩 앤 스트레칭 온 더 엣지
(Long Side Bending and Stretch on The Edge)

> Edge

Target 코어강화/ 어깨근육 강화/ 하체강화/ 전신의 협응 및 균형 능력 향상

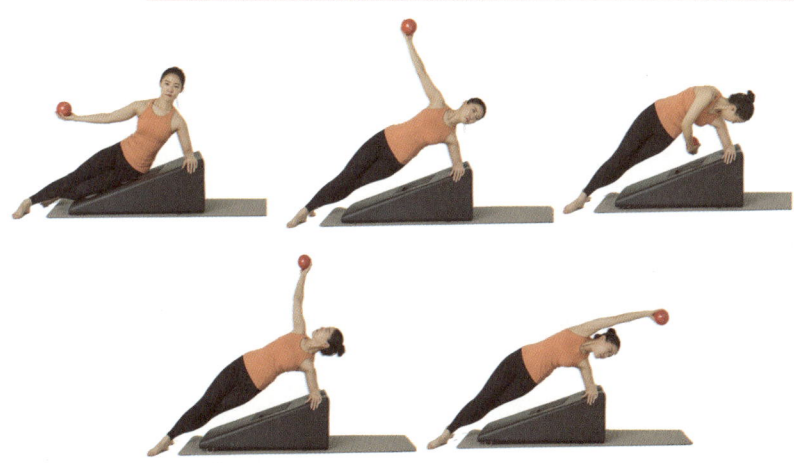

준비자세: 왼쪽다리는 양반다리, 오른쪽다리는 무릎을 세와 오른손으로 공을 잡기
1. 마시면서 - 양쪽 다리를 피고, 팔꿈치로 상체를 밀어 공을 들고있는 오른손을 천장으로 뻗기
2. 내쉬면서 - 오른손을 왼쪽 옆구리에 넣고 상체 숙이기
3. 마시면서 - 다시 가슴을 피고 오른손을 천장으로 뻗기
4. 내쉬면서 - 오른손을 더 뒤로보내기
5. 마시면서 - 기지개를 피듯이 오른손을 머리위로 뻗기
6. 내쉬면서 - 처음 자세로 돌아오기

Tip
- 어깨가 거상되지 않게 주의
- 지지하고 있는 무릎과 손에 체중 분배 하기
- 몸이 앞으로 혹은 뒤로 기울지 않게 주의

Toning Ball

스쿼트 온 더 박스
(Squat on The Edge)

Edge

Target 코어강화/ 상지와 하지의 협응력/ 하체 근력 향상

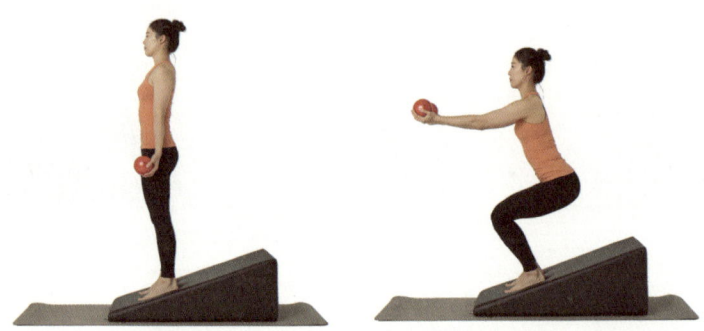

준비자세: 양손에 볼을 잡고 경사가 낮은 엣지쪽을 보며 골넓이로 서서 준비하기
1. 내쉬면서 – 양손을 앞으로 나란히 하며 스쿼트 하기
2. 마시면서 – 처음 자세로 돌아오기

Tip
- 허리가 과하게 전만되지 않게 주의
- 어깨가 거상되지 않게 주의

스쿼트 위드 얼터네이트 암 스윙
(Squat with Alternate Arm Swing)

Edge

Target 코어활성화/ 상지와 하지의 협응력/ 하체 근력 향상

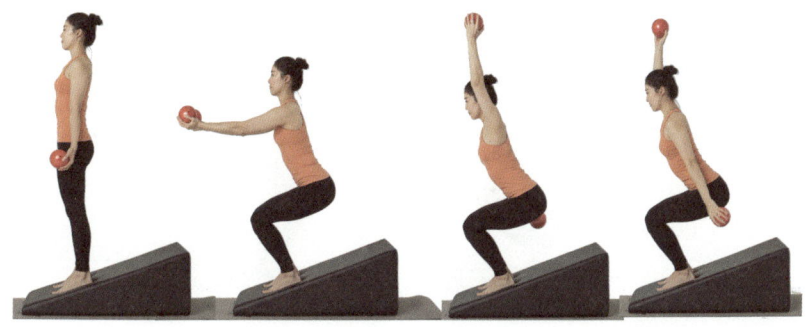

준비자세: 양손에 볼을 잡고 경사가 낮은 엣지쪽을 보며 골반너비로 서서 준비하기
1. 마시면서 - 스쿼트 하며 양손 앞으로 나란히
2. 내쉬면서 - 한손은 머리위, 다른 한 손은 아래로 내리기
3. 마시면서 - 양손 앞으로 나란히
4. 내쉬면서 - 반대손 머리 위, 다른 한 손 아래로 번갈아 내리기

Tip
- 허리가 과하게 전만되지 않게 주의
- 어깨가 거상되지 않게 주의
- 양손이 동일한 속도로 움직이기

Toning Ball

원 레그 투게더 위드 암 오픈
(One Leg Together with Arms Open)

Edge

Target 발바닥 근육 활성화/ 하체 근력향상/ 상체 활성화/ 밸런스 향상

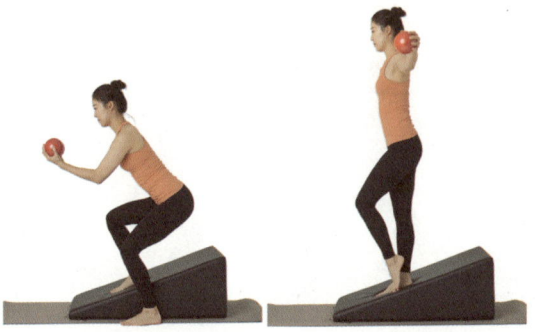

준비자세: 오른 발만 엣지 중앙에 두고 다른 왼 발은 바닥을 지지하기
1. 마시면서 – 오른발에 체중을 이동하고, 양팔을 벌리며, 왼발 끝을 포인한체로 가져오기
2. 내쉬면서 – 처음 자세로 돌아오기

Tip
- 지지하고 있는 발이 움직이지 않게 주의
- 어깨가 거상되지 않게 주의
- 무릎이 안으로 들어가지 않게 주의

Variation. 1
오른발로 균형을 잡으며 무릎 올리기

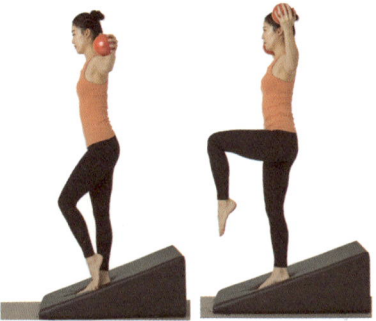

Variation. 2
오른발로 균형을 잡으며 다리 앞으로 뻗기

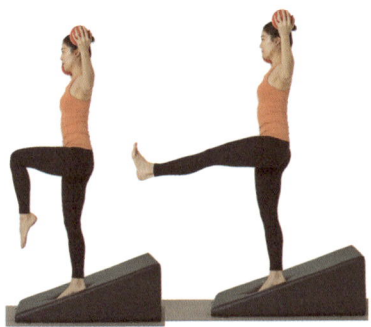

원레그 하이킹 온 더 엣지
(One Leg Hiking on The Edge)

Edge

Target 발바닥 근육 활성화/ 하체 근력향상/ 상체 활성화/ 밸런스 향상

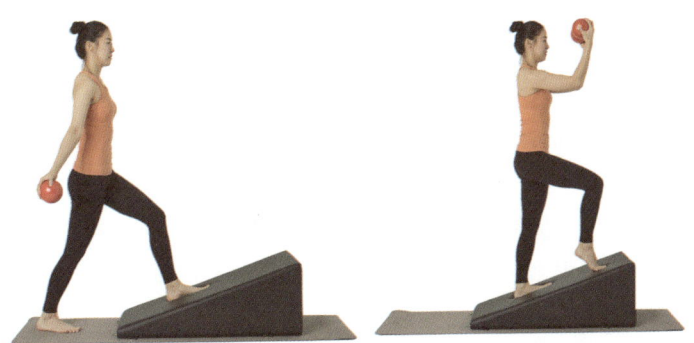

준비자세: 엣지의 경사위쪽을 보며 왼발을 엣지에 두고, 양손에 볼을 잡고 서기
1. 내쉬면서 – 오른발을 왼발 앞에 크게 가져와 팔꿈치를 구부려 균형 잡기
2. 마시면서 – 처음 자세로 돌아오기

Tip
- 지지하고 있는 발이 움직이지 않게 주의
- 어깨가 거상되지 않게 주의
- 무릎이 안으로 들어가지 않게 주의

Variation. 1 양손 머리위로 만세하며 올라가기

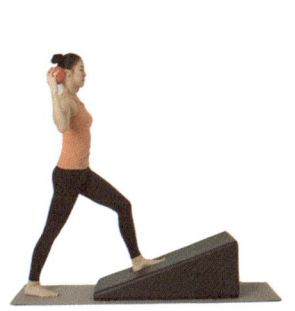
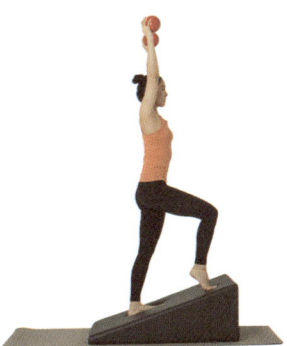

Toning Ball

오버해드 런지 온더 엣지
(Overhead Lunge on The Edge)

Edge

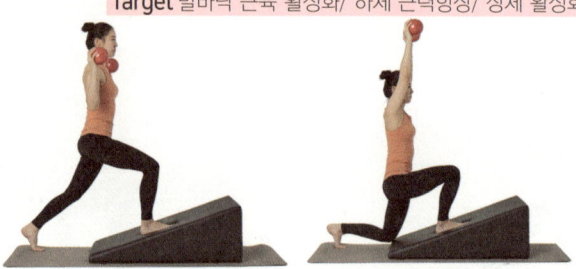

Target 발바닥 근육 활성화/ 하체 근력향상/ 상체 활성화/ 밸런스 향상

준비자세: 왼쪽 다리를 엣지에 두고 볼을 들고 양쪽 팔꿈치를 구부려 준비
1. 내쉬면서 - 런지하며 양손을 뒤로 뻗기
2. 마시면서 - 팔꿈치를 구부리며 처음 자세로 돌아오기

Tip
- 지지하고 있는 발이 움직이지 않게 주의
- 어깨가 거상되지 않게 주의
- 무릎이 안으로 들어가지 않게 주의

Variation. 1 양쪽 팔꿈치를 구부려 외전으로 시작

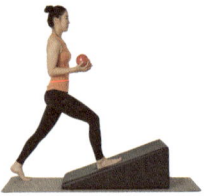 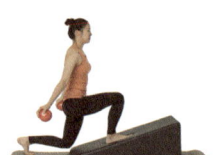

Variation. 2 양손을 옆으로 나란히하고 시작

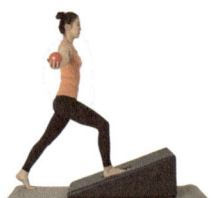 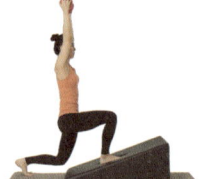

Toning Ball

부록

추천도서 안내
교육안내
협력업체

임산부 및 필라테스 강사를 위한 **토닝볼 PILATES 교과서**

Toning Ball

추천도서 안내

전문가 완성을 위한 필독서

Toning Ball

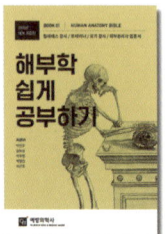

해부학 쉽게 공부하기
박민주 외 4명 지음
예방의학사
12,000원

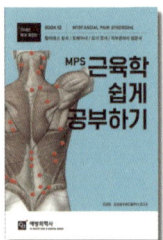

MPS 근육학 쉽게 공부하기
김보성 외 4명 지음
예방의학사
12,000원

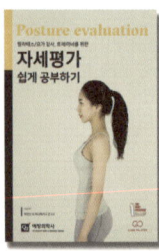

자세평가 쉽게 공부하기
백형진 외 3명 지음
예방의학사
15,000원

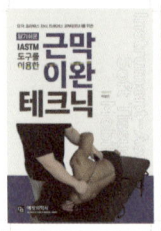

근막이완 테크닉
백형진 외 9명 지음
예방의학사
15,000원

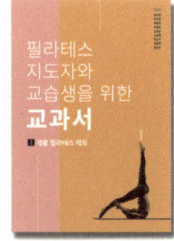

필라테스 지도자와 교습생을 위한 교과서 1
[재활필라테스 매트]
국제재활코어필라테스협회 지음
예방의학사
45,000원

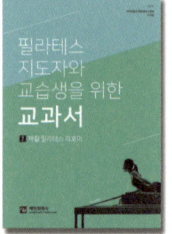

필라테스 지도자와 교습생을 위한 교과서 2
[재활필라테스 리포머]
국제재활코어필라테스협회 지음
예방의학사
45,000원

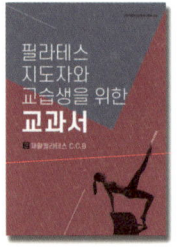

필라테스 지도자와 교습생을 위한 교과서 3
[재활필라테스 C.C.B]
국제재활코어필라테스협회 지음
예방의학사
45,000원

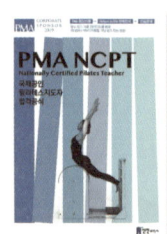

PMA-NCPT
박상윤 외 명 지음
예방의학사
12,000원

임산부 및 필라테스 강사를 위한 토닝볼 PILATES 교과서

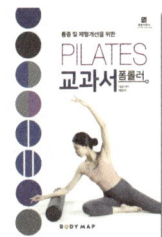

폼롤러 필라테스 교과서

백형진 외 7명 지음
예방의학사
12,000원

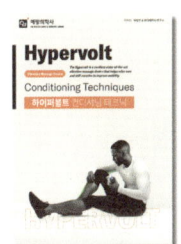

하이퍼볼트
컨디셔닝 테크닉

백형진 외 6명 지음
예방의학사
10,000원

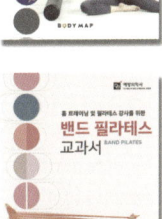

밴드 필라테스 교과서

양지혜 외 6명 지음
예방의학사
15,000원

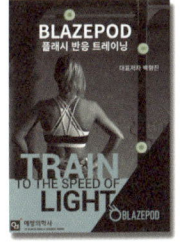

BLAZEPOD
플래시 반응 트레이닝

백형진 외 9명 지음
예방의학사
10,000원

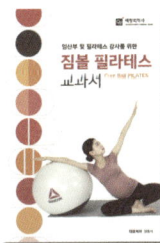

짐볼 필라테스 교과서

양홍석 외 6명 지음
예방의학사
15,000원

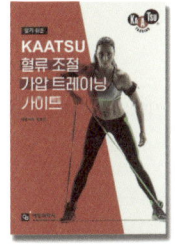

KAATSU 혈류 조절
가압 트레이닝 가이드

박호연 외 8명 지음
예방의학사
15,000원

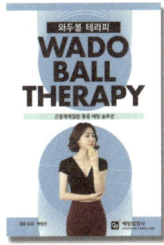

와두볼 테라피

백형진 외 9명 지음
예방의학사
10,000원

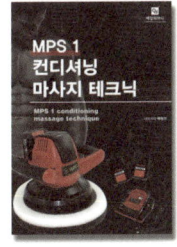

MPS 1
컨디셔닝 마사지 테크닉

백형진 외 4명 지음
예방의학사
10,000원

Toning Ball

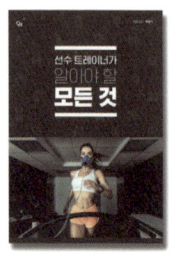

선수 트레이너가
알아야 할 모든 것

백형진 외 54명 지음
예방의학사
15,000원

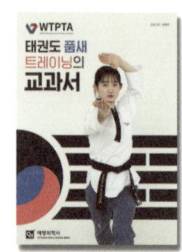

태권도 품새
트레이닝의 교과서

전민우 외 7명 지음
예방의학사
20,000원

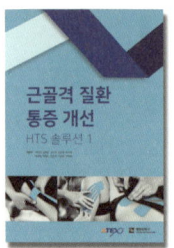

근골격 질환 통증 개선
HTS 솔루션 1

서다운 외 9명 지음
예방의학사
20,000원

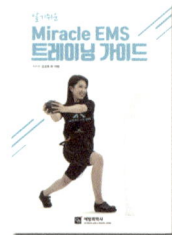

Miracle EMS
트레이닝 가이드

김경호 외 16명 지음
예방의학사
15,000원

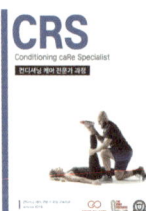

컨디셔닝 케어 전문가 과정

박주형 지음
신진의학사
비매품

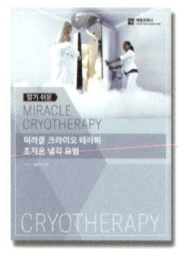

Miracle 크라이오 테라피
초저온 냉각 요법

백형진 외 6명 지음
예방의학사
20,000원

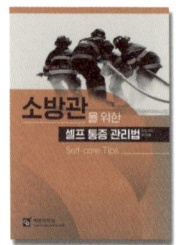

소방관을 위한
셀프 통증 관리법

박주형 외 5명 지음
예방의학사
비매품

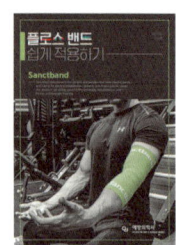

플로스밴드 쉽게 적용하기

김성언 외 7명 지음
예방의학사
15,000원

임산부 및 필라테스 강사를 위한 토닝볼 PILATES 교과서

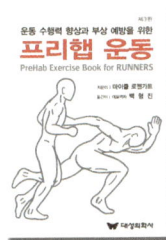

프리햅 운동

마이클 로젠가트 지음
백형진 외 10명 옮김
대성의학사
50,000원

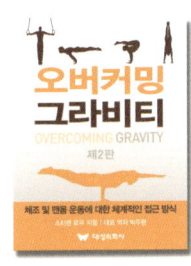

오버커밍 그라비티

스티븐 로우 지음
박주형 외 22명 옮김
대성의학사
45,000원

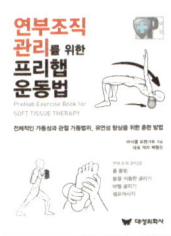

연부조직 관리를 위한
프리햅 운동법

마이클 로젠가트 지음
백형진 외 10명 옮김
대성의학사
16,000원

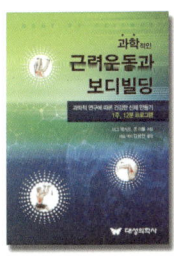

과학적인 근력운동과 보디빌딩

더그 맥거프, 존 리틀 지음
김성언 외 16명 옮김
대성의학사
30,000원

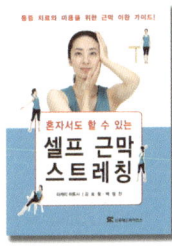

셀프 근막 스트레칭

타케이 히토스 지음
김효철, 백형진 옮김
신흥메드싸이언스
15,000원

임산부 및 필라테스 강사를 위한 **토닝볼 PILATES 교과서**

Toning Ball

교육 안내

Toning Ball

코어필라테스 / 바디메카닉 / 대한예방운동협회
커리큘럼 안내 Curriculum Structure

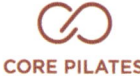
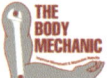

본 협회의 커리큘럼의 구조는 크게 5단계로 되어있습니다. 입문, 기초단계, 실전단계, 심화과정, 육성과정의 코스로 교육생의 수준 및 다양한 환경에 맞게 선택적으로 교육과정을 이수할 수 있습니다. 수년간의 교육 과정을 통해 완성된 본 협회의 커리큘럼을 직접 경험해보시길 바랍니다.

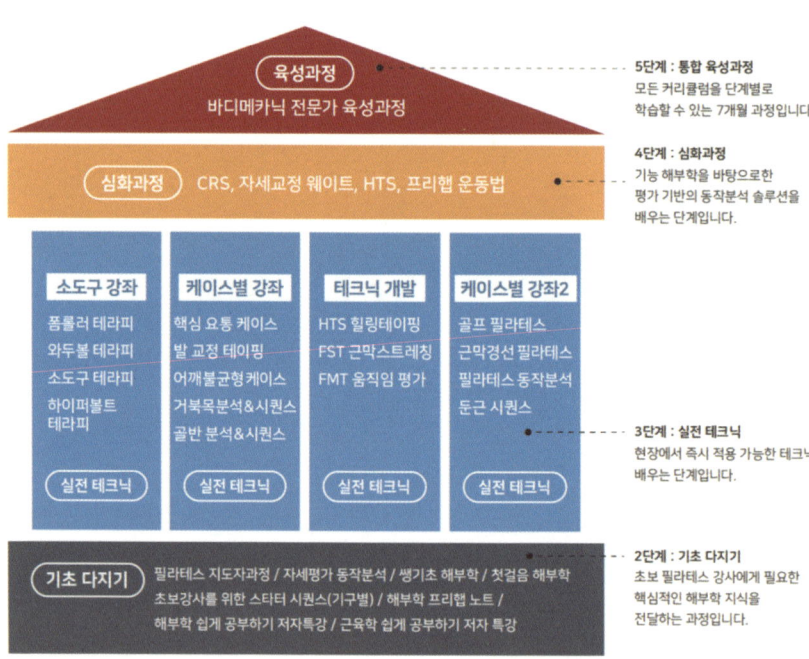

임산부 및 필라테스 강사를 위한 토닝볼 PILATES 교과서

| 재활운동예방연구소 | |

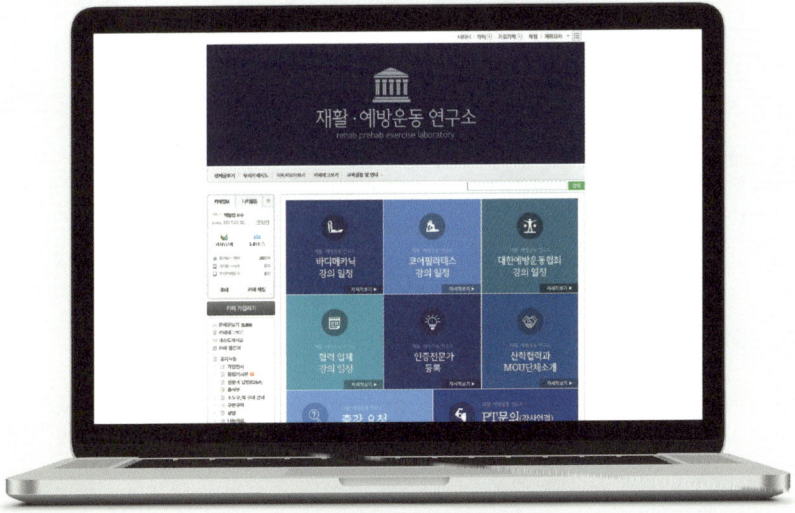

www.cafe.naver.com/prehablab

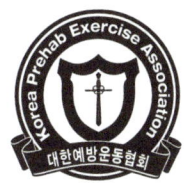

재활·운동예방연구소 소개

재활예방운동연구소는 국내 및 해외의 건강 관련 컨텐츠를 모아 통계, 분석하는 연구기관입니다.

더불어 국내외로 활발한 교육활동을 하는 교육기관이며, 건강 관련 분야의 종사자들에게 최신 연구자료들로 엄선된 컨텐츠를 제공하고 있습니다.

Toning Ball

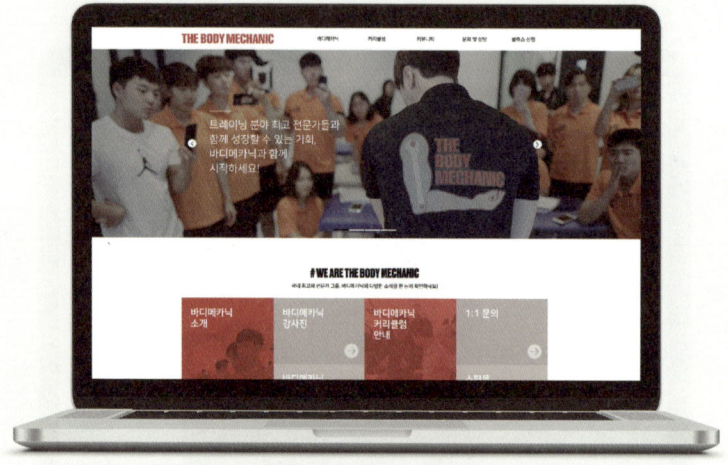

www.bodymechanic.co.kr

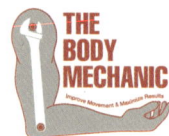

바디메카닉 소개

바디메카닉은 단순한 트레이닝을 교육하는 곳이 아닌 재활, 컨디셔닝, 체형에 최적화된 트레이닝을 지도하는 차별화된 교육기관입니다.

국내 최고의 트레이닝 전문가인 바디메카닉은 국가대표, 실업팀 선수 트레이닝뿐만 아니라 LG, 현대, 삼성 등 대기업을 대상으로 웰니스 강연을 매년 진행 중입니다.

오랜 시간 쌓아온 경험들을 토대로 체계적이고 과학적인 트레이닝 시스템을 구축하여 교육하고 있습니다.

임산부 및 필라테스 강사를 위한 **토닝볼 PILATES** 교과서

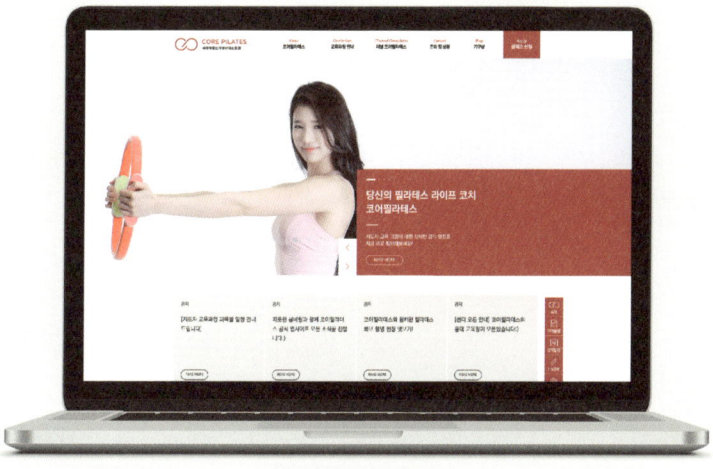

www.corepilates.kr

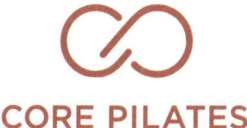

코어필라테스 소개

코어필라테스는 단순한 기구 사용법 교육이 아닌
운동, 재활, 체형에 대한 탄탄한 이론적 지식을 바탕으로 현장에서의
탁월한 지도능력을 갖춘 전문 강사를 양성하고 있습니다.

오랜 시간 현업에서 느낀 아쉬움을 보완하여 보다 체계적인
러닝 시스템(Learning System)을 구축하였습니다.

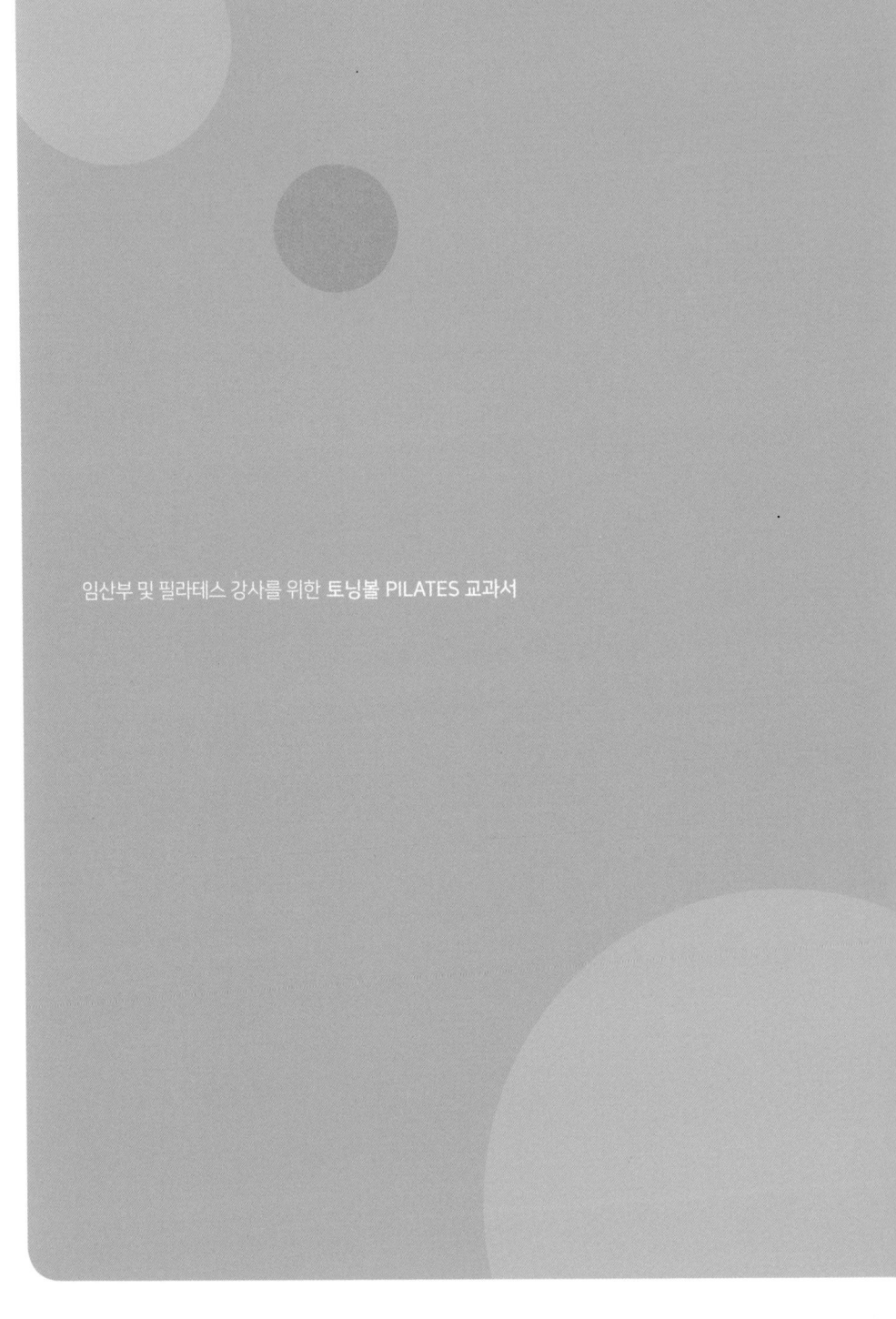

임산부 및 필라테스 강사를 위한 **토닝볼 PILATES 교과서**

Toning Ball

협력 업체

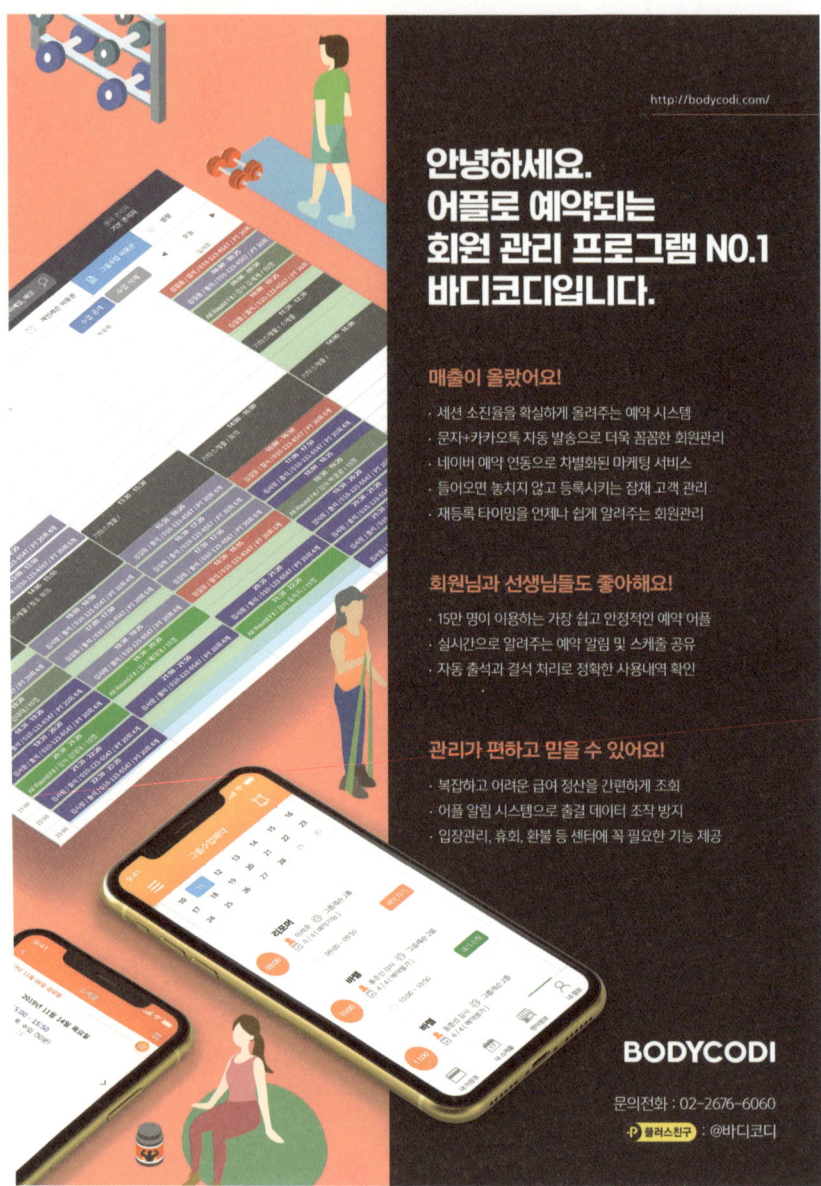

임산부 및 필라테스 강사를 위한
토닝볼 필라테스
Toning Ball PILATES
교과서

Toning Ball

Hermo
BEAUTY & ESTHETIC

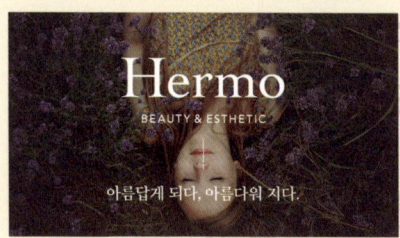

BRAND STORY »»
에르모, 시작부터 다르다.

예방운동 / 의학 / 뷰티매니저 / 헬스케어 전문가가 모여
전문적인 뷰티&에스테틱 브랜드 에르모가 탄생했습니다.

하나부터 열까지 전문가가 직접 만든 에르모만의
프로그램은 건강과 아름다움을 책임집니다.

Hermo Spirit »»
에르모는
당신의 건강과 아름다움을 위해 태어났습니다

에르모는 근본적인 건강과 아름다움을
최고의 가치로 여깁니다. 체계적인 관리 프로그램과
온전한 휴식 시간을 확보해 고객님의 건강과
아름다움을 지켜나가겠습니다.

몸의 온도가 극저온이 되면 몸은 스스로 열을 내기 위해
몸속 갈색지방을 통해 축적된 백색 지방을 연소시킵니다.
이 과정에서
단 3분만에 무료 800kcal 소모 가 가능합니다.
이는 런닝머신을 3시간동안 타야 소모되는
칼로리와 맞먹습니다.

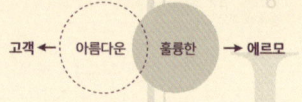

Hermo (Hermosa)는 스페인어로
'아름다운, 훌륭한' 의 의미를 지니고 있습니다.

" 크라이오 테라피는 "
단, 3분이면 가능합니다.

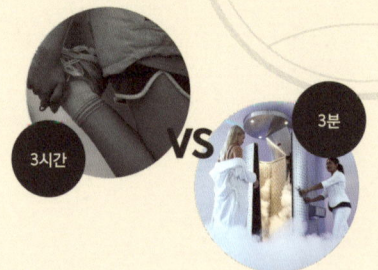

3시간 VS 3분

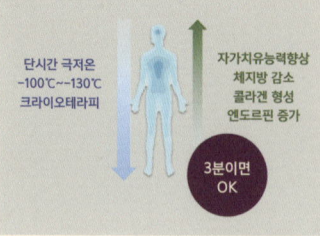

단시간 극저온
-100℃~-130℃
크라이오테라피

자가치유능력향상
체지방 감소
콜라겐 형성
엔도르핀 증가

3분이면
OK

" 크라이오 테라피는 효과가 입증된 치료요법 입니다. "

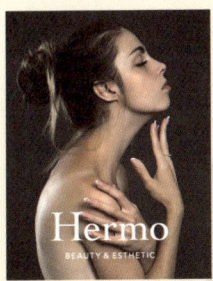

1. 크라이오테라피의 어원은 그리스어로 cryo[차가움] + teraphy[치료] 입니다.
   크라이오테라피는 이미 1970년대 말부터 러시아, 일본 등에서
   그 효과가 입증된 치료 요법 중 하나입니다.

2. 기체 질소를 이용해 온도를 -100C ~ -130C까지 떨어뜨려
   신체의 온도를 **단시간 극저온**으로 낮추어 **신체의 자가치유능력을 향상시켜
   치료와 건강개선에 도움을 줍니다.**

3. 이미 1970년대말부터 일본, 러시아, 미국, 영국, 프랑스 등에서
   연구되어온 치료 요법으로 현재 해외에서는
   건강은 물론 미용을 위한 요법 목적으로 널리 활용되고 있습니다.

다이어트만? NO! 크라이오테라피
3분의 기적을 체험하세요!

콜라겐 형성 + 피부 진정 효과
푸석한 피부, 아토피, 건선
크라이오 테라피는 피부의 콜라겐 형성에 도움을 주어 탄력있는
피부를 만들고 건선과 아토피 증상 완화에 도움을 줍니다.

엔도르핀 촉진 + 피로회복
스트레스, 불면증, 피로, 무기력증
단시간 극 저온으로 진행되는 냉각요법은 신경계를 자극해
체내 엔도르핀을 활성화시켜 염증과 통증 완화와 더불어
일상에서 축적된 피로에 대한 회복감을 느끼는데 도움을 줍니다.

자가 치유 능력 + 운동 능력 향상
빠른 근육, 관절통증
극저온 냉각 요법은 몸의 혈액 순환의 속도를 획기적으로 높여
체내에 축적된 피로물질 배출에 도움을 주고 이를 통한 체력 회복과
운동 수행 능력 향상에 효과적 입니다.

"" Q&A
크라이오, 이것이 궁금하다

정말 다이어트에 효과가 있나요?
신체 온도가 급격히 내려가면 몸은 스스로 열을 내기 위해 체내의 지방을
태우게 됩니다. (실색지방이 백색지방을 연소시키는 작용) 이 과정에서
체지방 감소와 신경, 피부세포, 근육, 골격계의 자가 치유 능력이 양성됩니다.

다이어트에만 효과가 있나요?
다이어트와 셀룰라이트 개선 효과는 물론 콜라겐 형성에 도움을 주어 피부
진정에 효과가 있습니다. 통증 개선과 엔돌핀 분비를 촉진해 우울감과
무기력감 해소, 불면증에도 효과가 있어 운동선수는 물론 컨디션 관리가
중요한 분들이 애용하고 있습니다.

어느 정도 받아야 효과가 있나요?
개인의 몸 상태에 따라 다르지만 대체로 최소 8주 동안 정기적으로 20회 이상
받았을 경우 확실한 변화를 느낄 수 있습니다. 기초 대사량을 높이고 싶으시
다면(백색지방이 갈색지방화 되는과정) 3개월 동안 꾸준히 크라이오테라피를
관리 받으시는걸 추천드립니다.

감기에 걸리진 않을까요?
걱정하지 않으셔도 됩니다. 극저온에 일시적으로 체온이 내려갈 뿐 시술 후
에는 금방 체온을 회복합니다.

www.hermobeauty.com

Toning Ball

플린스튜디오
필라테스 감성 바디프로필 전문 스튜디오

Beyong the Perfection
완벽함을 넘어서는 아름다움을 찾는 곳

Studio FLYN

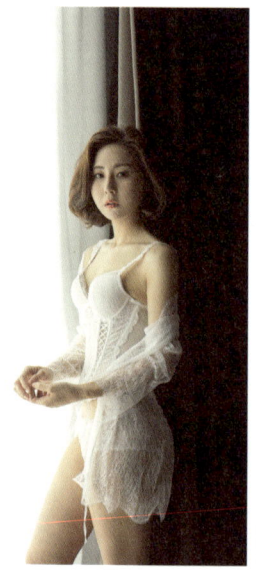
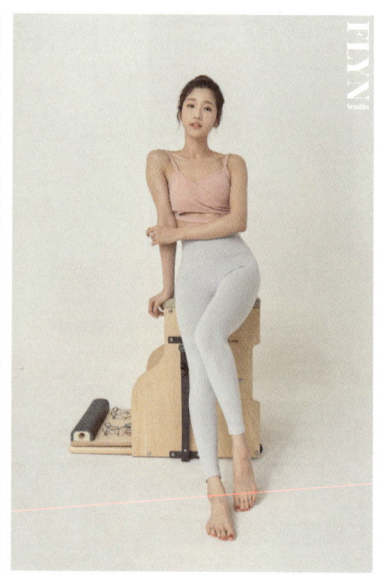

플린스튜디오는 Color horizon과 Special Concept, Pilates Concept 3가지 라인으로 구성된 **바디프로필 전문스튜디오** 입니다.

모델의 **'아이덴티티'**에 맞게 배경, 의상, 시선, 표정, 포징, 조명을 개별적으로 구성하고 완벽하게 조율하는 촬영스타일을 추구합니다.
플린 스튜디오와 함께 바디프로필 전문가가 구현하는 고감도의 이미지와 **새로운 이미지의 '나'**를 만나보세요.

임산부 및 필라테스 강사를 위한 **토닝볼 PILATES** 교과서

풀린스튜디오
필라테스 감성 바디프로필 전문 스튜디오

Beyond the Perfection
완벽함을 넘어서는 아름다움을 찾는 곳

Studio
FLYN

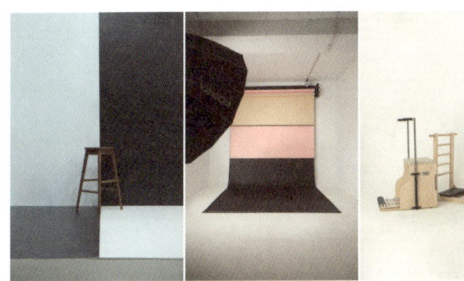
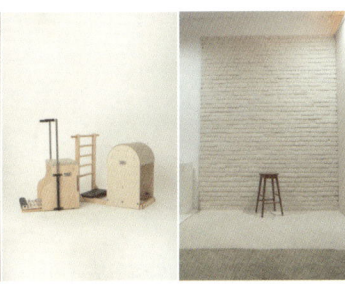
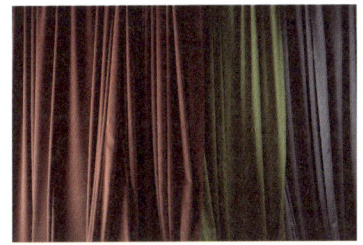
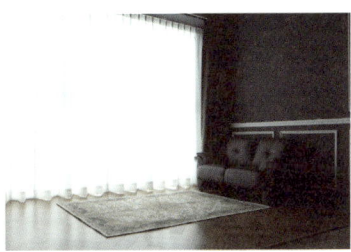

3개의 핵심 컨셉과 8개의 세부 컨셉으로 구성되어,
모델에게 적합한 다양한 연출과 컨셉 초이스가 가능합니다.

찾아오시는 길 >
서울 마포구 서교동 451-38, 지하2층

카카오 플러스 >
 flyn_studio

인스타그램 >
 flyn_studio

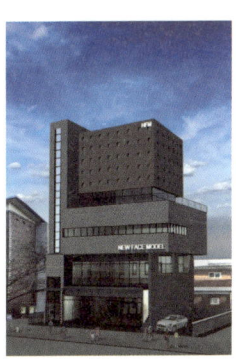

Toning Ball

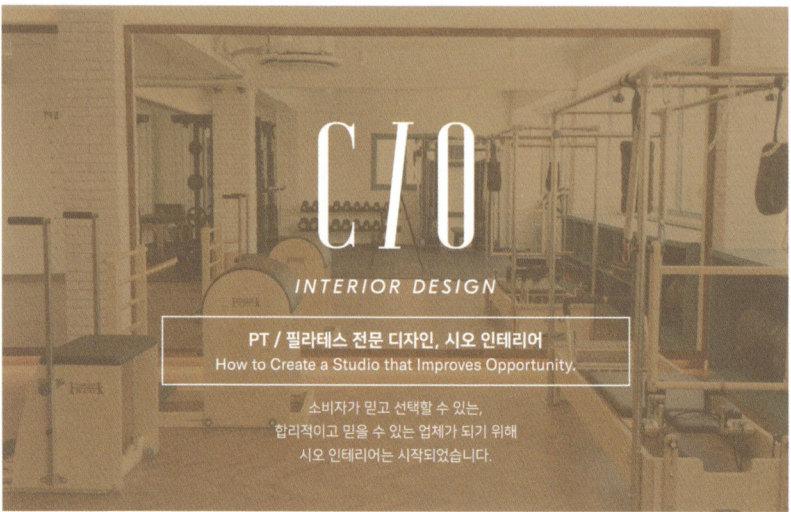

C/O
INTERIOR DESIGN

PT / 필라테스 전문 디자인, 시오 인테리어
How to Create a Studio that Improves Opportunity.

소비자가 믿고 선택할 수 있는,
합리적이고 믿을 수 있는 업체가 되기 위해
시오 인테리어는 시작되었습니다.

Our Story

01. 센터 전문 디자인의 시작은 컨설팅부터.

시오의 프로젝트는 '임대계약 전 단계'부터 시작됩니다. 상권의 특성과 접근성을 고려하고, 임대공간의 컨디션을 체크하고, 인테리어 파트에서의 제한점과 중점사항을 끊임없이 고객과 나누며, 최상의 공간을 임대하실 수 있도록 보조합니다.

02. 필라테스, 피트니스 전문가의 합리적인 공간 설정.

시오는 피트니스&필라테스 전문 회사입니다. 평수와 운영시스템, 동선, 근무하시는 선생님 수에 따라 유산소/샤워실/기구공간/휴식공간/상담 공간을 배치하고 분배합니다. 인테리어 전문가가 아닌, 피트니스&필라테스 전문가로써의 시선은 시오인테리어만의 장점입니다.

03. 정직하고 투명한 견적서.

시오의 견적서는 투명하고 정확합니다. 터무니 없이 저렴한 견적서와 공사 내용의 정확하게 보이지 않는, 혹은 비전문가가 보기에 너무 어려운 견적서가 아닌, 사업주가 한눈에 확인하고 점검할 수 있는 견적서를 제공합니다.

04. 오픈 센터에 필요한 부분을 한 번에!

시오는 다양한 비즈니스 파트너를 통해, 센터 오픈에 필요한 다양한 사업 네트워크를 확보하고 있습니다. 전단지와 웹사이트 현수막등은 물론, 광고영상-이미지 전문 파트너, 컨설팅 및 홍보마케팅 전문 파트너등 사업주가 어려움을 겪을 수 있는 모든 부분에서 탄탄하고 체계적인 솔루션을 제공합니다.

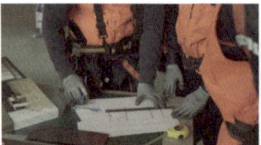 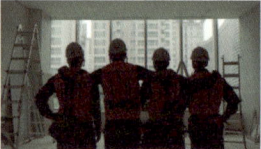 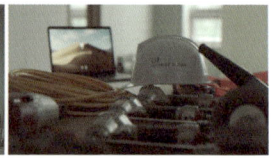

About us

시오는 디자인팀 & 시공팀 & 피트니스-필라테스 컨설팅팀 이 3개의 팀이 하나의 몸처럼 협업하여 디자인을 창조합니다. 각 분야에 최적화 된 3개의 팀은 각자의 필드에서 최고 역량을 발휘하며, 동료들과 빛나는 co-work을 보여줍니다. 유산소 공간을 만드는 작은 선택에도, 회원들의 동선과 일조량, 뷰포인트, 전체공간대비 효율성을 따지며, 신발장의 수납 갯수 조차도 허투로 정하지 않습니다. 열정적이고, 전문적인 3개의 팀으로 구성된 시오인테리어는 이제 막 새로운 사업을 시작하려는 여러분에게 최고의 선택이 될 것 입니다.

에르모(Hermo) 가산점 2019년 6월 완공.

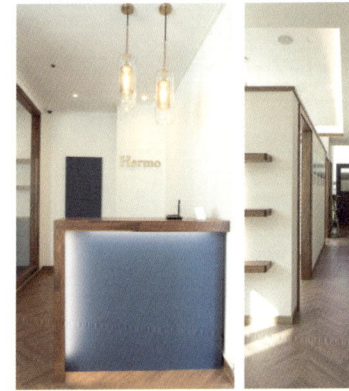
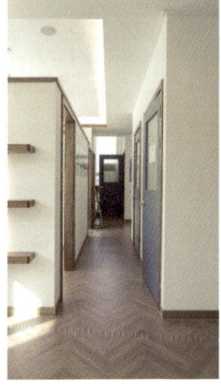
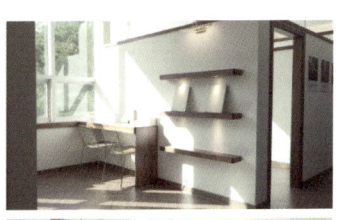
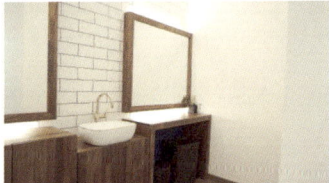

BM필라테스 문래점 2019년 5월 완공.

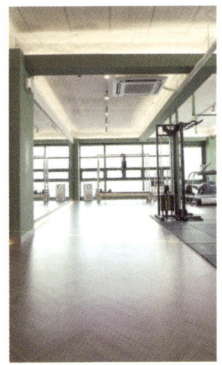
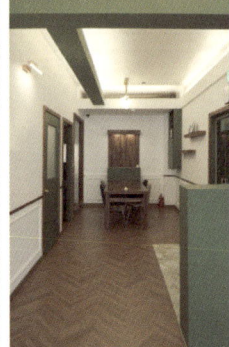
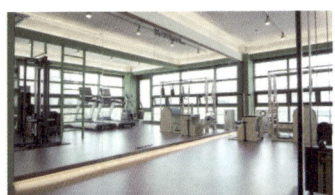
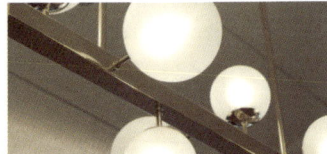

Toning Ball

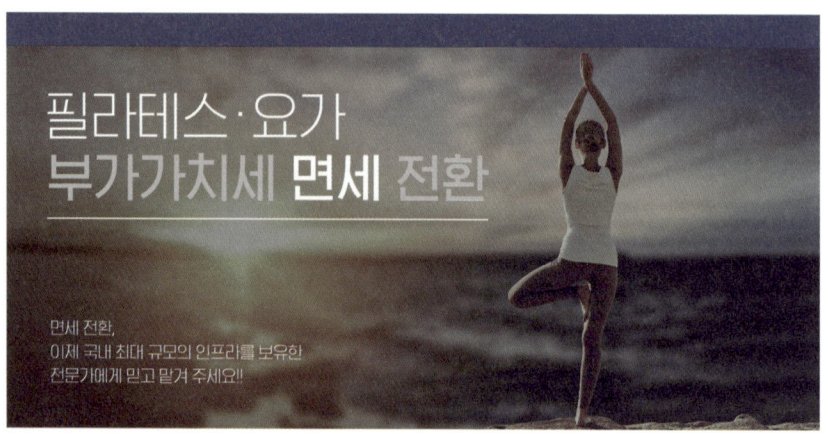

스포츠 교육기관
전문가 소개

손진원 회계사

주요 경력
- 자격사항: 공인회계사
- 학력: 경희대학교 스포츠의학과 졸업
- 前 사격 국가대표 상비군
- 前 Deloitte 안진회계법인
- 現 ㈜ 진엔컴퍼니 대표이사
- 現 서울시 민간위탁 심의위원

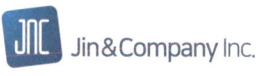

김진규 세무사

주요 경력
- 자격사항: 세무사
- 학력: 경북대학교 졸업
- 現 지인세무회계 대표 세무사
- 現 중소벤처기업부 비즈니스 지원단 자문위원
- 現 네이버 지식인 세무사
- 現 (사) 아시아모델협회 세무 고문

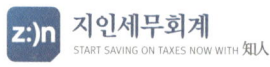

면세전환부터 One-Stop Service
세금 및 교육원 관리까지 한번에!

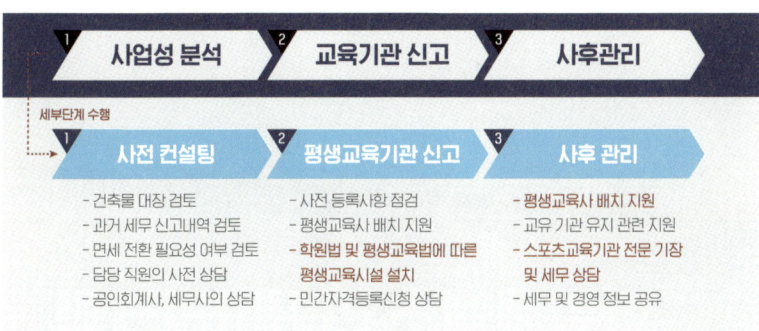

Q&A

01. 믿을 수 있는 업체인가요?

당사는 스포츠교육기관 전문 **공인회계사**와 **세무사**가 법률적인 검토부터 **세무 대리**까지 전문적인 서비스를 제공합니다. 당사는 **네이버 스마트 스토어 레슨**과 공식 제휴를 맺었으며, **대한체육회** 산하 협회들과 협약을 체결했습니다. 또한, 대표 공인회계사는 **경희대학교 체육대학**을 졸업하고, 사격 선수로서 **청소년대표**로 활동하는 등 스포츠 교육 선분야도시 업계에 대한 높은 이해와 전문성을 자랑합니다.

02. 합법적인 서비스 인가요?

네, 맞습니다. 일정한 요건을 갖춘 경우 **평생교육원**으로서 교육청 인가를 받을 수 있으며, 평생교육원에서 제공하는 교육용역은 **부가가치세법상 면세**에 해당합니다. 사전 진단을 통해 요건을 갖추지 못한 경우에는 면세 전환이 불가능하며, 당사는 불법적인 서비스를 제공하지 않습니다.

03. 계약 후 면세 전환이 안되면 환불이 되나요?

계약 후, 면세 전환이 안되는 경우 지급하신 계약금 및 착수금은 **100% 환불해 드립니다**. 다만, 대표님의 사정에 의해 계약을 취소하는 경우에는 환불이 불가능합니다.

04. 사후관리는 어떻게 이루어 지나요?

당사는 평생교육원 설립부터 유지까지 평생교육사 배치를 지원해 드리며, 언론기관 업무를 매월 대행 해 드립니다. 또한, 대표님이 원하시는 경우 **지인세무회계**를 통한 스포츠교육기관 전문 기장 및 세무 서비스를 제공 해 드립니다.

Power fulX
파워풀엑스
전속모델
박찬호
파워풀엑스 리커버리크림
식이유황 & 글루코사민 함유
리커버리크림
핵심성분
식이유황 & 글루코사민
주성분
일시적
피부혈행개선 &
피부온도 증가
(주)코어덤 피부과학연구소
인체적용시험 완료
Power fulX
RECOVERY CREAM
Liposome Technology
MSM & Glucosamine
Warming up + Performance
100ml
자연유래성분
라벤더 향
멘솔냄새 없는 라벤더 향
거부감 NO!
피부저자극
테스트완료
파라벤, 페녹시에탄올,
합성색소, 향료, 미네랄오일 無

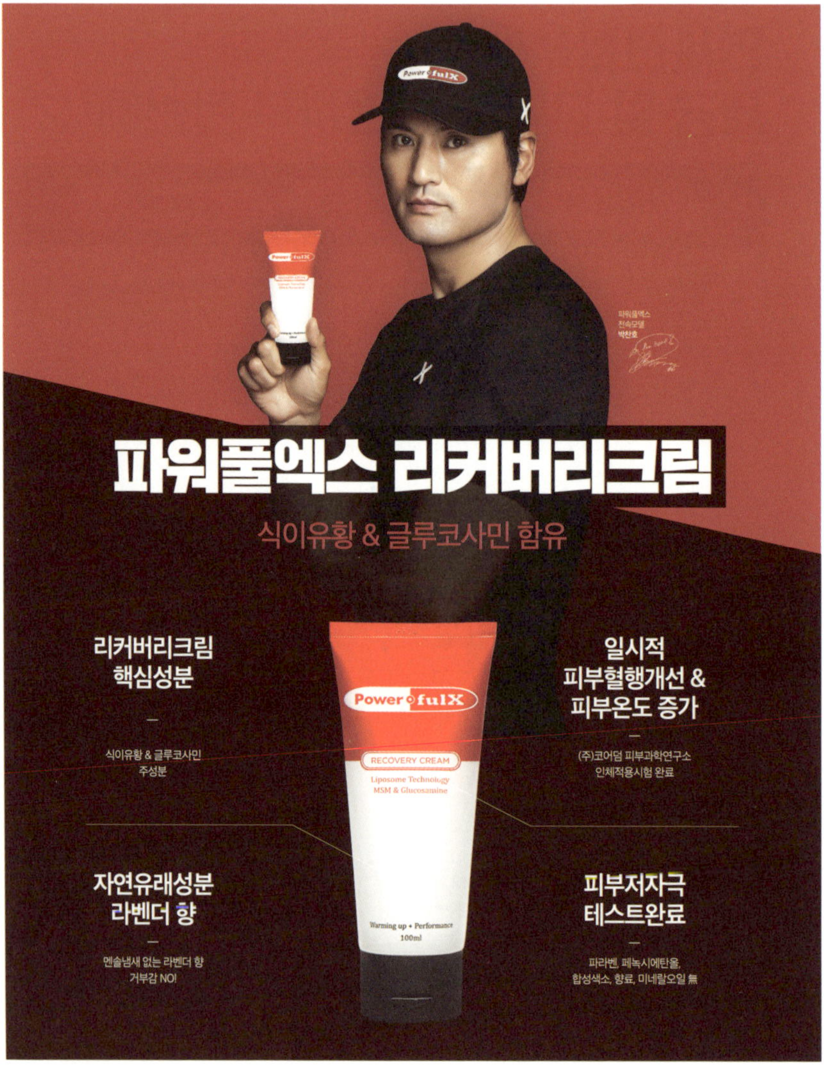

#뚜껑따고 #바로마시는
세상 편한 단백질의 탄생
프쌤
MDwell
매일유업 & 대웅제약
Power fulX
내 손안에 프로틴 선생님
프쌤
밀크티
설탕 0g
단백질 25g
칼로리 115kcal
탈지분유 0.1%, 홍차추출분말 0.2%
330ml (115kcal)
내 손안에 프로틴 선생님, 프쌤
0g
無설탕, 無지방
無콜레스테롤
25g
단백질
(동물성 7 : 3 식물성)
100%
비타민 B1, B2, B6, C, D, 칼슘
(일일권장량)
프쌤이 특별한 이유
초간편 뚜껑만 따고 바로 마시자!
영양 만점 프쌤 하나면 단백질+아미노산+비타민+칼슘까지 한번에 해결!
부드러운 목넘김 걸쭉한 단백질 보충제는 그만! 부드럽고 깊은 맛의 밀크티 맛
가벼운 115kcal 식사대용 / 다이어트 대용으로 추천
긴 유통기한 상온에서 9개월까지 보관가능
철저한 위생관리 HACCP 인증! 테트라팩 패키지에 엄격하게 멸균처리
* 엠디웰은 매일유업과 대웅제약이 환자식을 만들기 위해서 설립한 합작사입니다.
Power fulX
제품구입
제품문의
02.500.8088
www.powerfulx.com
전화
주문
가능

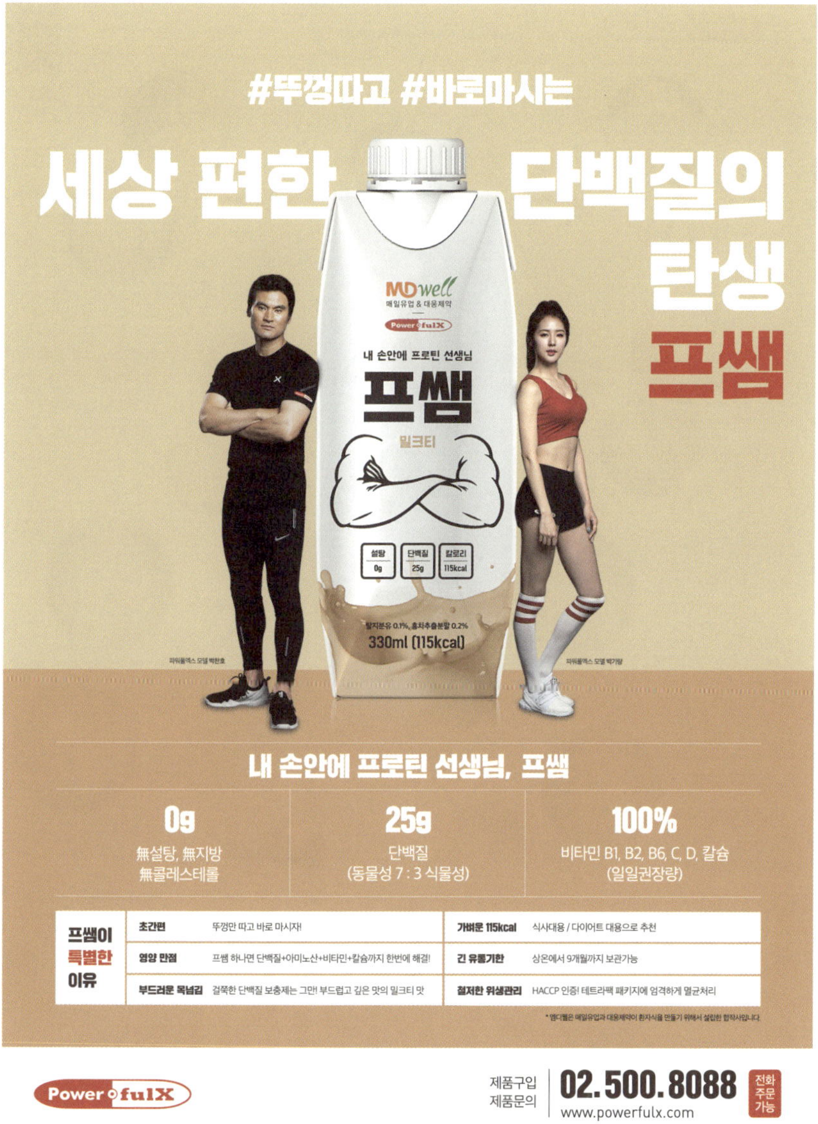

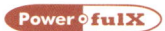

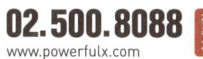

Toning Ball

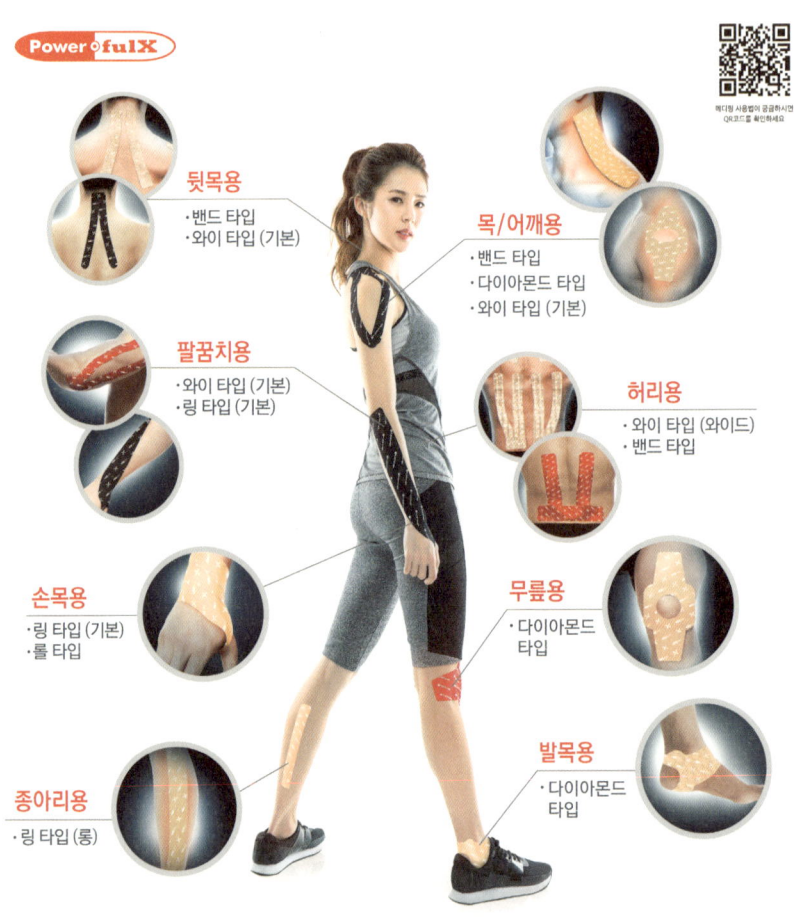

EMS 저주파 자극 + 도구를 이용한 물리적 자극
"페이머슬 LSTM"

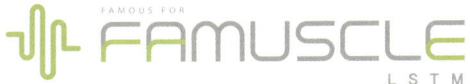

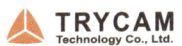 가정용 저주파 조합자극기 제조 / 의료용 저주파 조합자극기 제조 / 저주파 조합자극기 연구개발

회사 소개
트라이캠테크놀로지(주)는 1998년 1월 연구개발을 시작으로, 2008년 설립이래, 자체 기술로 개발한 가정용 및 의료용 저주파 조합 자극기를 제품화하여, 고객만족 서비스와 고객가치를 창조하고 있습니다. 또한 기업부설연구소 설립이래 저주파분야에서 많은 연구업적과 특허, 실용화 등의 인증을 받았습니다. 특히 국내 보완대체의학의 선두기업으로 인정받아 공신력을 갖추고 있습니다. 현재 중국, 대만, 홍콩, 말레이시아, 러시아, 카자흐스탄, 인도네시아, 인도, 베트남 등의 해외 네트워크를 보유하고 있습니다.

우리몸을 고려한 3가지 유형의 헤드

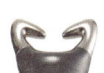

본체

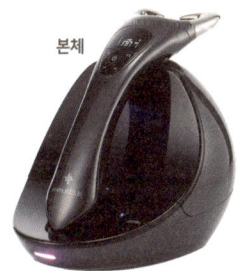

UV LED 살균 충전크래들 (헤드 살균효과)

제품의 기능
전문성을 강조한 전기 근막이완 관리기-페이머슬 LSTM
전기근육 자극(EMS)과 근막이완요법(IASTM)의 기능을 한번에 사용 할 수 있는 제품!
1. 전기마사지와 물리적 마사지의 콜라보
2. 근육을 자극하여 재활운동 극대화
3. 통증의 치료를 위한 연부 조직 테라피
4. 원하는 부위에 집중하여 관리가능
5. 일회성 GEL Pad 없이도 지속적 사용가능
6. 피부와 조직에 영양을 공급해주며 림프순환이 촉진

 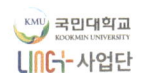 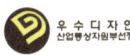

저주파 전문 기업의 검증된 기술력
CE, KC, FDA 리스팅, 2018년 굿디자인선정
독일 라이프치히 대학연구 (안전성 검증)
국민대학교 스포츠 건강재활학과 협력 / 국민대 링크사업단 협약

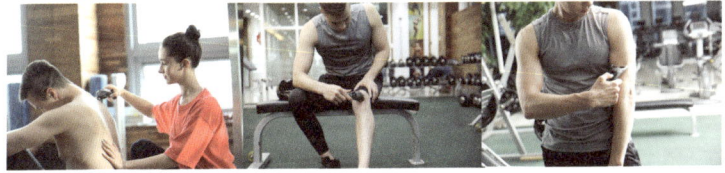

Toning Ball

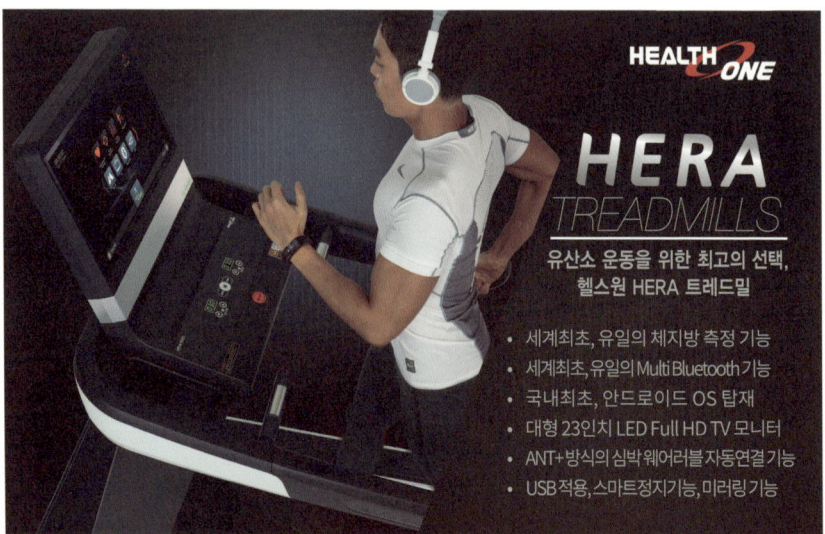

유산소 운동의 장점

유산소 운동은 심장과 폐를 튼튼하게 해주며, 지방연소로 체지방 감소, 스트레스 해소 및 성인병 예방과 치료에도 도움이 됩니다.

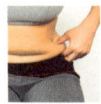
체지방 감소 체내 축척되어 있는 지방을 연소시켜 군살을 빼줌으로써, 건강하고 아름다운 라인을 가질 수 있습니다. 최초 20~25분은 탄수 화물이 연소되며, 지방이 연소되는 시점은 운동 후 20~30분 이후입니다.

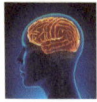
두뇌발달, 학습증진, 업무성과 UP 하버드 메디컬스쿨의 존 레이티에 의하면, 유산소 운동은 뇌기능 향상에 필요한 호르몬의 분비를 증가시켜 준다로 합니다. 기억력을 증진 시키는 세로토닌, 집중력에 도움이 되는 도파민, 지각능력에 영향을 주는 노르에피네프린 등이 유산소 운동과 함께 분비가 되어 두뇌발달 및 학습증진과 업무성과를 높이는데 도움이 됩니다.

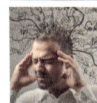
스트레스 해소 적당량의 유산소 운동은 엔도르핀 분비를 촉진시켜 기분을 좋아지게 하고 스트레스 해소에 도움을 줍니다.

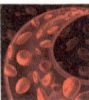
성인병 예방및 치료 반복되는 유산소 운동은 심장의 용적을 늘려주고, 혈관을 깨끗하게 하며, 혈당을 떨어뜨려 심혈관 질환, 당뇨병, 고지혈증 등 성인병 예방 및 치료에 도움이 됩니다.

임산부 및 필라테스 강사를 위한 토닝볼 PILATES 교과서

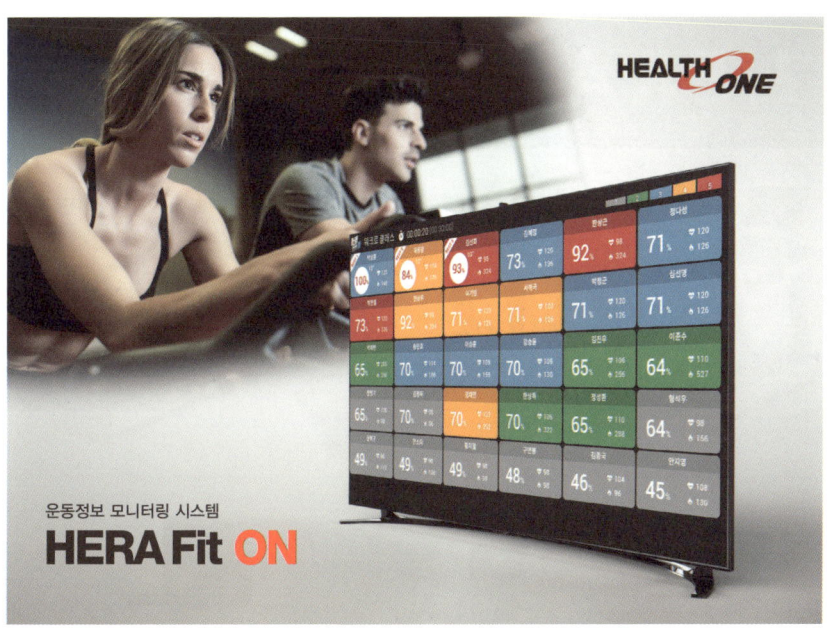

운동정보 모니터링 시스템
HERA Fit ON

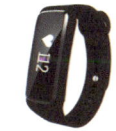 → → 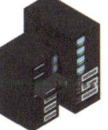 →

ANT⁺ 방식의 웨어러블 심박기기 착용 헬스원 HERA-Fit⁺   ANT⁺ 리시버 ANT⁺로 전송된 심박신호를 수신함   서버 PC 헤라핏 온 시스템 운용, 데이터 축적 관리   태블릿 PC 트레이너 및 관리자용 운동프로그램을 실행

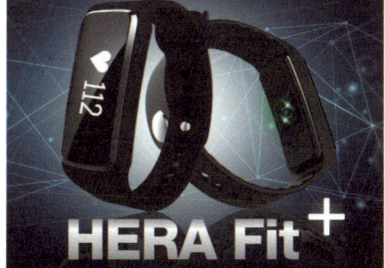

심박수 & 활동 측정기

헤라핏⁺ 실시간 심박수 측정이 가능한 스마트 손목 밴드 헤라핏은 헬스원의 스마트 트레드밀/바이크와 연동 하여 동작음이 제거된 특허 기술로 오류없이 정확한 실시간 측정이 가능합니다. 실시간 심박수 측정을 통한 맞춤형 운동 프로그램을 실행할수 있으며 스마트폰 앱을 사용하여 다양한 운동 및 수면분석 기능은 물론 휴대폰 알림 기능까지 사용한 최신형 스마트 웨어러블 기기입니다.

187

Toning Ball

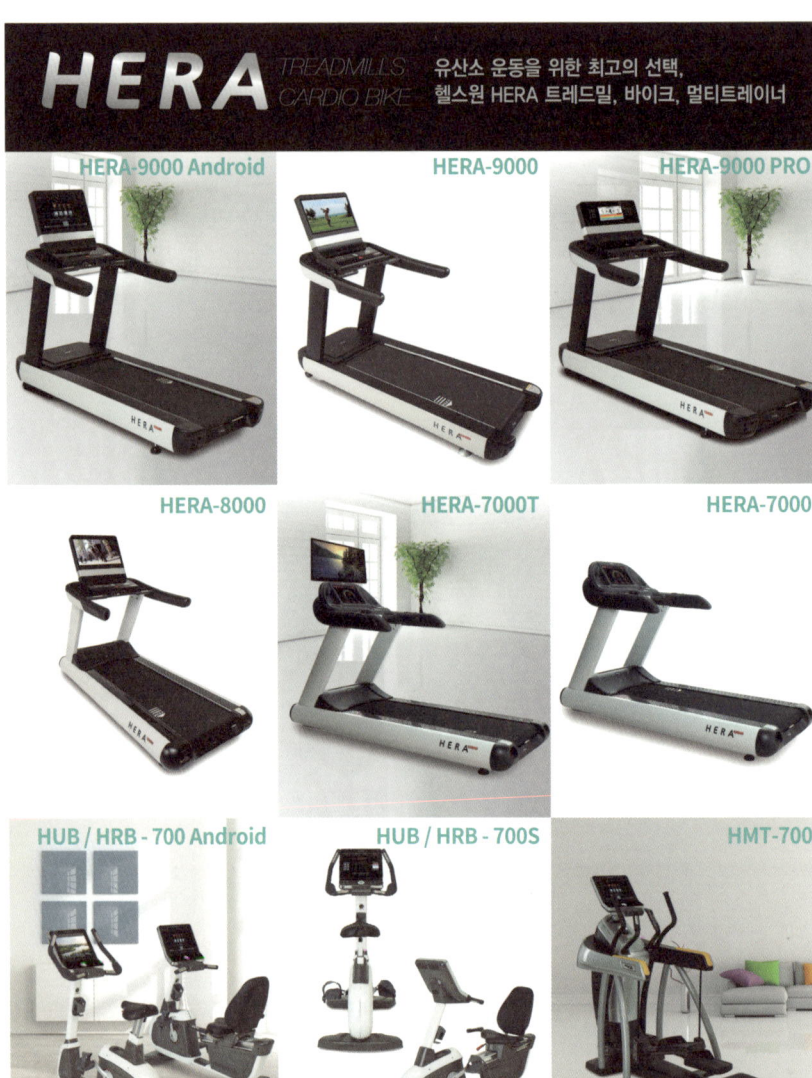

임산부 및 필라테스 강사를 위한 토닝볼 PILATES 교과서

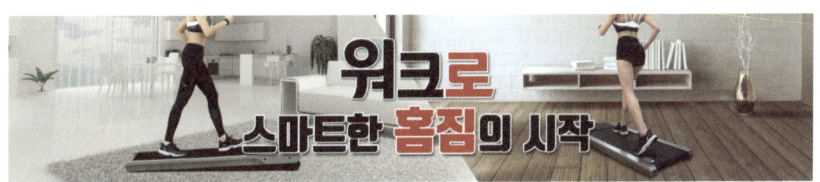

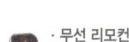
· 무선 리모컨

특허 제 10-1800323호
(2017. 11. 16등록)

2017 우수디자인
중소벤처기업부장관상

국내생산 **Premium 워.킹.머.신.** **WalkRo**

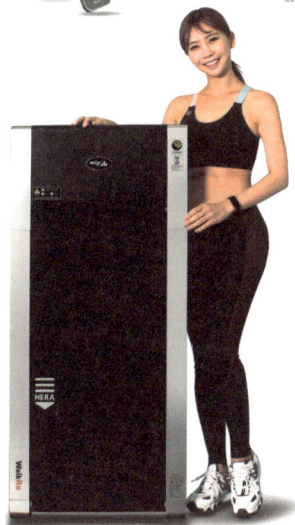

세계 최초 스마트폰 앱 구동 방식
워크로 전용 스마트폰 앱을 통해 다양한 운동 프로그램 제공
운동정보 SNS, PC로 공유할 수 있는 토탈 헬스케어 시스템

슬림/ 컴팩트/심플한 디자인
완전 평면 일체형 설계로 공간의 제약없이 실외에서 걷는 느낌구현
2017 GOOD DESIGN 중소벤처기업부 장관상수상

시계 최초 신소재 마그네슘 합금 무용접 프레임 적용
철보다 4배이상 가벼운 소재로 여성 혼자 이동 및 보관가능
진동 흡수에 뛰어난 소재로 층간 소음을 획기적으로 줄임

강력한 파워와 안전한 설계
2단 동력 전달 장치 적용으로 500시간 연속사용 가능
평평한 전면부 모터 커버 설계로 편안하고 안전한 워킹

워크로 전용앱 **WalkRo** **HERA Fit +**

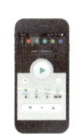
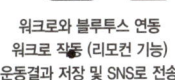
워크로와 블루투스 연동
워크로 작동 (리모컨 기능)
운동결과 저장 및 SNS로 전송

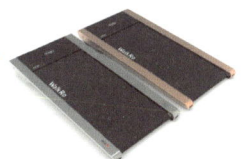
유산소 운동 등 목표 운동

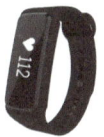
심박수 측정을 통한
개인별 맞춤운동

189

Toning Ball

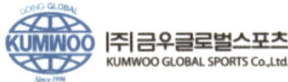

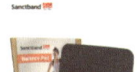	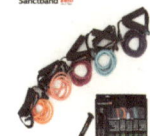	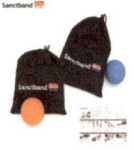	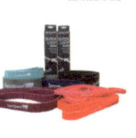	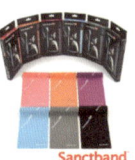
샌트 밸런스패드	샌트 톡킹세트 1.5M (신형) [Lv1]	샌트 마사지볼	샌트 슈퍼루프밴드(신형) Lv1-Lv4	샌트밴드 2M [level1-6]
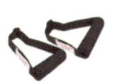	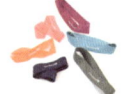	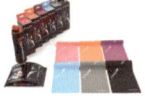	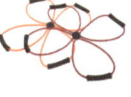	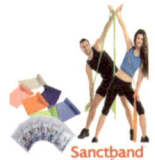
샌트밴드 핸드그립	샌트 루프밴드 신형[level1-6]	샌트밴드-2M 피규치형 [level1-6]	샌트 스파이더코드	샌트밴드-2M 에코팩형 [level1-4]
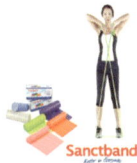	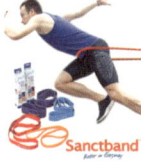	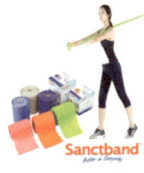	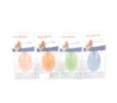	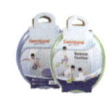
샌트밴드-5.5M [level 1-6]	샌트 슈퍼루프밴드[level1-4]	샌트밴드-4.6M[level1-6]	샌트 젤리에그볼	샌트 밸런스쿠션
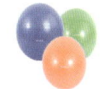	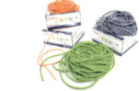	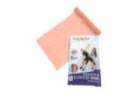	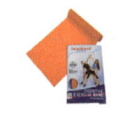	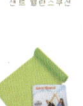
샌트 안티버스트짐볼	샌트 튜빙밴드 100ft(30M)level1	샌트밴드-2M 에코팩형 레벨1 피치	샌트밴드-2M 에코팩형 레벨2 오렌지	샌트밴드-2M 에코팩형 레벨3 라임
	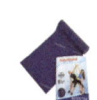			
	샌트밴드-2M 에코팩형 레벨4 블루	샌트밴드-2M 에코팩형 레벨5 플럼	샌트밴드-2M 에코팩형 레벨6 그레이	샌트밴드-5.5M 레벨1 피치
	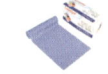			
샌트밴드-5.5M 레벨3 라임그린	샌트밴드-5.5M 레벨4 블루베리	샌트밴드-5.5M 레벨5 플럼	샌트밴드-5.5M 레벨6 그레이	샌트밴드-4.6M 레벨1 피치

BODY ART Product
고객님을 위해 최고의 상품을 준비하고 있습니다

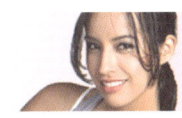

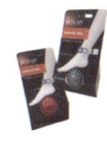
얼마사지볼

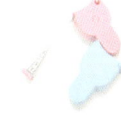
미용올가

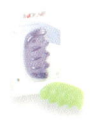
반달걸이그립

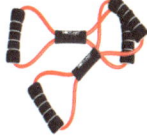
8자 튜빙밴드

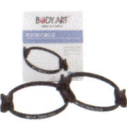
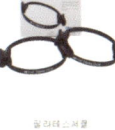
필라테스서클

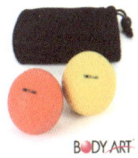
마사지볼세트

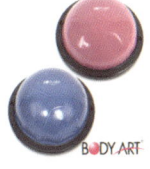
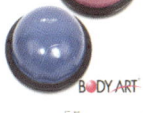
돔볼

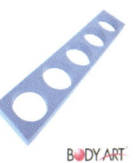
폼롤러거치대

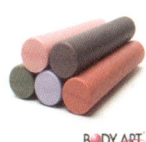
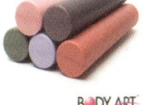
필라테스 폼롤러 3단

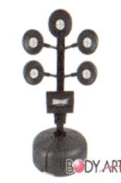
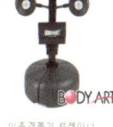
미용적추기 트레이너

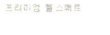
프리미엄 필스매트

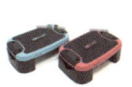
얼타 에어로빅 스텝박스

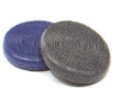
밸런스 트레이너

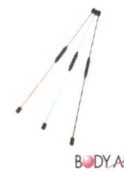
플렉스바

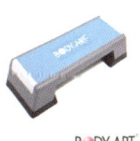
프리미엄 에어로빅 스텝박스

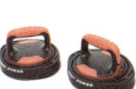
다락스 요가가방

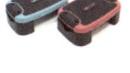
3WAY 웨이스트 후버업바

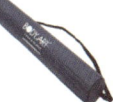
폼롤러가방

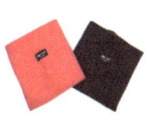
폼롤러커버

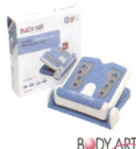
스트레치보드(플기정)

Toning Ball

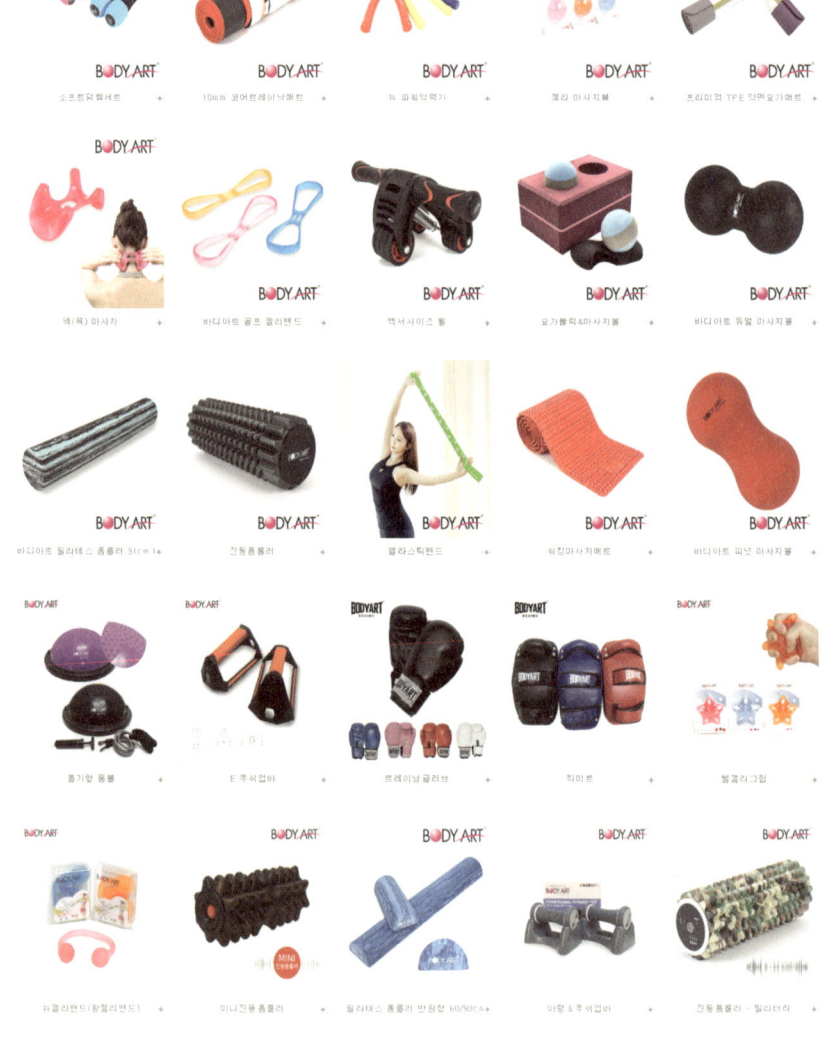

임산부 및 필라테스 강사를 위한 **토닝볼 PILATES 교과서**

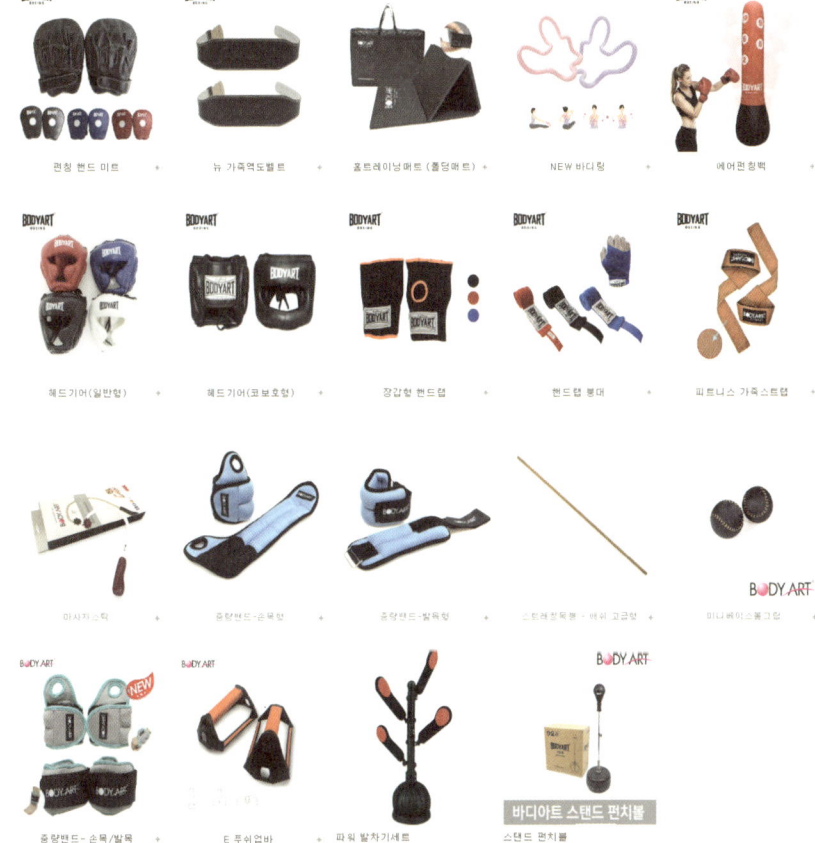

193

Toning Ball

GOODBODY SPORTS

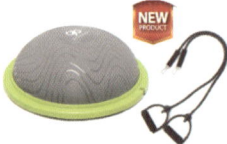
밸런스 돔볼 | GB-0006

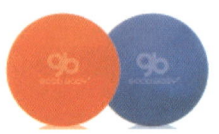
마사지볼 | GB-0007

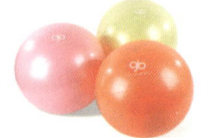
안티버스트 짐볼 | GB-0004

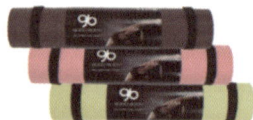
6.3mm요가매트 | GB-0003

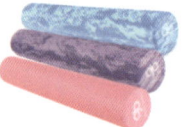
폼롤러 | GB-0001

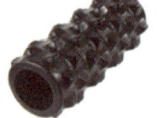
럼블롤러 | GB-0002

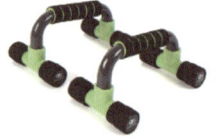
경사형 푸쉬업바 | GB-0005

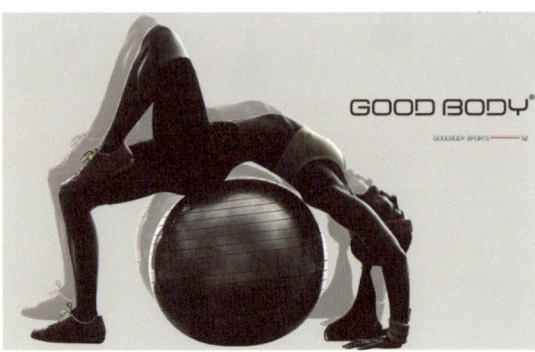

임산부 및 필라테스 강사를 위한 **토닝볼 PILATES 교과서**

Toning Ball